连翘的系统研究与利用

主　编◎李芸霞　张若琪

副主编◎彭　芙

编　委◎（按笔画顺序排序）

郑　立　王　斌　罗　林

孙　晨　胡乃华　彭　芙

程　亮　樊　莉　张若琪

汤韵秋　谢晓芳　余凌媛

龚莉虹　李芸霞

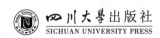

四川大学出版社
SICHUAN UNIVERSITY PRESS

项目策划：许　奕
责任编辑：许　奕　张　澄
责任校对：龚娇梅
封面设计：璞信文化
责任印制：王　炜

图书在版编目（CIP）数据

连翘的系统研究与利用 / 李芸霞，张若琪主编 . —
成都：四川大学出版社，2022.3
　ISBN 978-7-5690-5375-3

　Ⅰ . ①连… Ⅱ . ①李… ②张… Ⅲ . ①连翘－研究②
连翘－利用 Ⅳ . ① R282.71

中国版本图书馆 CIP 数据核字（2022）第 015544 号

书　名	连翘的系统研究与利用
	LIANQIAO DE XITONG YANJIU YU LIYONG
主　　编	李芸霞　张若琪
出　　版	四川大学出版社
地　　址	成都市一环路南一段 24 号（610065）
发　　行	四川大学出版社
书　　号	ISBN 978-7-5690-5375-3
印前制作	四川胜翔数码印务设计有限公司
印　　刷	成都金龙印务有限责任公司
成品尺寸	148mm×210mm
印　　张	4.5
字　　数	119 千字
版　　次	2022 年 4 月第 1 版
印　　次	2022 年 4 月第 1 次印刷
定　　价	29.00 元

◆ 读者邮购本书，请与本社发行科联系。
　电话：(028)85408408/(028)85401670/
　(028)86408023　邮政编码：610065
◆ 本社图书如有印装质量问题，请寄回出版社调换。
◆ 网址：http://press.scu.edu.cn

四川大学出版社
微信公众号

序

　　从神农尝百草开始，中医药学在漫长的历史长河中以其在预防、治疗、康复等方面的独特优势为中华民族的健康做出了不可磨灭的贡献。在当今社会，中医药作为我国独特的卫生资源、潜力巨大的经济资源、具有原创优势的科技资源、优秀的文化资源和重要的生态资源，仍发挥着重要的作用。

　　丰富独特的中药资源和中药材生产体系，几千年沉淀形成的传统中医药理论及人才优势，成为中国中医药核心竞争力的重要基础。党和国家领导人高度重视中医药的发展，早在1958年，《中共中央对卫生部党组关于组织西医离职学习中医班总结报告的批示》中就指出："中国医药学是我国人民几千年来同疾病作斗争的经验总结。它包含着中国人民同疾病作斗争的丰富经验和理论知识，它是一个伟大的宝库，必须努力发掘，并加以提高。"党的十八大以来，以习近平同志为核心的党中央把中医药工作摆在更加突出的位置，出台了一系列政策支持中医药发展，中医药改革发展取得了显著成绩。目前我国的中医药已经传播至180多个国家和地区，在海外建立了45个中医药中心。第72届世界卫生大会审议通过的《国际疾病分类第十一次修订本（ICD-11)》，首次纳入源于中医药的传统医学章节。这标志着中医正式进入世界卫生体系，是中医走向世界的里程碑。

如何守正创新，深入挖掘中医药宝库中蕴含的精华，努力实现其创造性转化、创新性发展，使之与现代健康理念相融相通，服务和促进人类健康，是中医药人的历史责任和担当。我国著名中药学家凌一揆教授在中药学本科教育开办之初即提出"系统中药"的研究思想。而后，成都中医药大学中药学学科带头人彭成教授针对中药来源复杂、成分多种、功效多样等特点进一步创建了"品、质、制、性、效、用"的多维评价模式。作为决定中药复杂系统关键因素的六个要素：品，包括不同来源的品种、加工后的炮制品和实际应用的产品；质，指中药的质量，包括外在性状质量和内在品质，内在品质主要包含遗传物质和药效物质；制，指中药的炮制和制药，包括产地加工和提取工艺等；性，指中药的药性，包括四气、五味、归经、升降沉浮、毒性等；效，指中药的功效，包括中药的治疗作用、保健作用和毒副作用；用，指中药的临床应用和应用规律，包括辨证施治、配伍应用、用量用法、使用注意等。

在"系统中药"与"多维评价"的思想指导下，研究团队近年来在国家自然科学基金、四川省杰出青年科技基金、四川省天府万人计划、四川省青年科技创新团队等项目的资助下进行了连翘的系统性多维评价研究。

连翘作为中药始载于《神农本草经》，虽然在历史沿用过程中历经品种变化，但现代临床所用连翘药材，自宋代至今已有1000多年的历史。作为疮家圣药，连翘性寒凉，具有清热解毒、疏散风热、消肿散结等功效，现代药理主要与解热、抗炎、抗病毒及抗菌等有关，临床应用广泛。《中华人民共和国药典（2020年版）》中，以连翘为主要成分的成方制剂中就有100多个品种，如连花清瘟胶囊、双黄连系列制剂等。连翘已逐渐成为我国主要的大宗中药材之一，全国年需求量已突破9000吨。

近年来，团队针对连翘开展了大量的研究，从"品、质、制、性、效、用"多方面对连翘进行了多维评价，以期为连翘的现代临床应用提供更多理论支持。团队对古今文献进行整理，对连翘的品种、药用部位进行了考证；采用指纹图谱技术、聚类分析等方法，对影响连翘药材品质的产地、采收时间和炮制加工等因素进行了分析；在单因素的实验基础之上，采用了响应面分析软件进行3因素、3水平的实验设计，对连翘提取物的最佳工艺条件参数进行了优化；建立热证模型和炎症模型，对连翘的药效学和药动学进行了考察；采用代谢组学方法对连翘的解热抗炎机制进行了探索；采用网络药理学研究方法和分子对接技术，在细胞水平、斑马鱼模型上，对连翘抗炎作用机制和炎症相关的保肝机制进行了分子生物学和蛋白组学的研究。本书将研究团队多年来研究连翘的思路、方法与成果进行了全面的梳理、归纳和总结。同时，为使广大读者对连翘的应用有更清晰、全面和客观的认识，我们也收录了其他国内外专家学者的相关研究成果，一并奉献给读者。

由于时间仓促、水平有限，错漏之处实属难免，恳请广大读者赐教雅正。

目录

第一章　连翘的本草考证

中药连翘性微寒、味苦、无毒，入肺、心、小肠经，具有清热解毒、消肿散结、疏散风热的功效，被喻为"疮家圣药"。现代临床医学常用其治疗急性呼吸道感染、皮肤化脓性感染、急性肾炎、肝炎、脑膜炎等。连翘入药历史悠久，但在其历史沿用过程中多有变化，且出现过同属植物混淆应用的现象。为了解连翘的用药历史、保证药材来源，本部分通过梳理中医药古籍，依次对连翘的名称、品种、用药部位、产地、性味归经、功效进行归纳考证。

第一节　名称考证

"连翘"一词最早见于《尔雅》[1]，其记载："连，异翘。"孙星衍等所辑《神农本草经》[2]中称连翘："全名异翘，一名兰华，一名轵，一名三廉。"《新修本草》[3]注云："此物有两种，大翘，小翘。"《本草图经》[4]亦记载连翘："有大翘、小翘二种。"《滇南本草》[5]则以"苦连翘"收载。《本草蒙筌》[6]中记载："花细瓣深黄，实作房黄黑。因中片片相比，状如翘应故名。"《本草衍义》[7]曰连翘："亦不至翘出众草……折之，其间片片相比如翘，应以此得名尔。"《本草纲目》[8]曰："按《尔雅》云，连异翘，则是本名连，又名异翘，人因合称为连翘矣。"此外，《本草求真》《植物名实图考长编》等古书记载连翘皆以"连翘"为名[9]。

第二节　品种考证

连翘作为传统的药用植物由来已久，但在其历史沿用过程中多有变化。经过对连翘名称、药用部位及原植物形态的本草考证发现，连翘的众多别名、异名多源于历史的沿袭[10]。

陶弘景的《本草经集注》[11]记载连翘："处处有，今用茎连花实也。"《外台秘要》[12]中记载治痈疽肿毒用"连翘草及根各一升"煮汁服。茎和花、实同用，这实际上是用地上全草，这样的方法古今一般用于草本植物，而木本植物茎、叶、花、果混合入药的几乎没有。木本植物茎、叶、花、果都能入药者也都是单独入药，功效并不相同，如桑树的桑枝、桑叶、桑椹、桑白皮分别以桑科（Moraceae）桑属植物桑（*Morus alba* L.）的嫩枝、干燥叶、果穗、根皮入药。桑枝具有祛风湿、利关节的功效，桑叶具有疏散风热、清肺润燥、清肝明目的功效，桑椹具有滋阴补血、生津润燥的功效，桑白皮具有泻肺平喘、利水消肿的功效[13]。最早《尔雅》将连翘收于"释草"中，而到后来唐代《外台秘要》明确指出是"连翘草"，《本草图经》将其收录于"草部"，推测此前的药用连翘是草本植物，而不是今日木犀科的木本连翘[14]。

苏恭说连翘"作房翘出众草"，《本草图经》云："茎赤色，高三、四尺许；花黄可爱；秋结实似莲作房，翘出众草。"木犀科连翘高 2~3 m，和"三、四尺"相距甚远，而金丝桃属植物一般都不太高，和本草记载相同，如黄海棠（湖南连翘）*Hypericum ascyron* L. 高 50~130 cm，小连翘 *Hypericum erectum* Thunb. ex Murray 高 30~70 cm，和《本草图经》所载的"茎短，才高一二尺"完全相符。《本草图经》云："根黄如蒿根。"李时珍在青蒿释名项下引晏子云:"蒿,草之高者也。"说明蒿指较高的草,"蒿根"必然指草本植物的根,而草本植物的根和木本植物的根形状差异是很大的,连翘的根如"蒿根"也说明连翘是草本植物,而藤黄科金丝桃属某些植物的根的确色黄,和《本草图经》所载"根黄如蒿根"完全相符。结合《证类本草》"鼎州连翘"图(图1-1)核之,可认为从汉魏六朝,一直到唐宋,都是以金丝桃属植物贯叶连翘(黄海棠、红旱莲)的全草作为药用连翘的正品,而其同属近缘植物也有供药用者[15]。贯叶连翘在欧洲称圣约翰草(St. John's Wort),作为抗抑郁草药应用约有1200年的历史。现代研究证明贯叶连翘有较好的抗抑郁、抗焦虑、抗人类免疫缺陷病毒(HIV)、抗炎镇痛等作用,德国、法国、英国、俄罗斯、瑞士、波兰、美国及日本等已将其收入国家药典或草药典。巧合的是中国应用贯叶连翘恰与欧洲应用贯叶连翘处于同时期,甚至比木犀科连翘还早,因此贯叶连翘应是一种传统中药[16]。

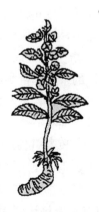

图1-1　《证类本草》"鼎州连翘"

连翘早期是用金丝桃属草本植物,花和莲花相似,结果初期像莲蓬初结,这些特征是金丝桃属植物的共同特征[17]。因此各地医家就地取材，以不同的植物入药。由于药源不足，到唐代时有医者将具有这类特征的金丝桃属木本植物，如土连翘 *Hymenodictyon flaccidum* Wall. 的果实取来药用，但由于是木本植物，茎叶不便应用，所以药用部位也就由地上部分渐变为纯用果实了。

而如今使用的药用连翘在《中华人民共和国药典（2020 年版）》一部[18]中为木犀科植物连翘 *Forsythia suspensa* (Thunb.) Vahl 的干燥果实。药用连翘在正品方面发生的变化始于宋代。《本草图经》记载："今南中医家说云：连翘盖有两种，一种似椿实之未开者，壳小坚而外完，无跗萼，剖之则中解，气甚芬馥，其实才干，振之皆落，不着茎也；一种乃如菡萏，壳柔，外有跗萼抱之，无解脉，亦无香气，干之虽久，著茎不脱，此甚相异也。今如菡萏者，江南下泽间极多。如椿实者，乃自蜀中来，用之亦胜江南者。据本草言，则蜀中来者为胜。然未见其茎叶如何也。"《毛诗诂训传》[19]记载："菡萏，荷华也。"《说文解字注》[20]云："泛言则菡萏即荷花，析言则菡萏为荷花骨朵。"由此看来菡萏即为荷花。一种连翘壳柔，外形像荷花花朵，着茎不脱，无香气，有跗萼的连翘，正是指金丝桃属植物的果实。另一种如椿实，椿指香椿，这种连翘的果实如椿实，壳小而坚、无跗萼、剖之则中解，应该是指木犀科植物，木犀科连翘属的果实即呈长卵形或卵形，成熟后开裂呈鸟嘴状。结合《证类本草》"泽州连翘"图（图 1-2），其果实先端开裂，叶形及植物形态均像今木犀科连翘。泽州在今山西境内，山西是木犀科连翘的主产地，因此认为"泽州连翘"就是木犀科连翘是可以理解的。由此看来，至宋代起就有金丝桃属连翘与木犀科连翘混用的情况。《本草衍义》云连翘："太山山谷间甚多。今止用其子。折之，其间片片相比如翘，应以此得名尔。"指连翘种子外延成翘状，此种特征正与木犀科连翘种子的特征相吻合，与金丝桃属湖南连翘的种子不相同。因此可以说，《本草衍义》中的连翘是木犀科连翘，且寇宗奭以此特征作为连翘之释名，亦足以说明至少《本草衍义》视本品为连翘的正品无疑。木犀科连翘成为药用连翘的"新兴品种"从此时就正式开始了[21]。

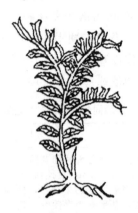

图 1-2　《证类本草》"泽州连翘"

刘文泰等的《本草品汇精要》[22]明确标定以泽州产者为连翘的道地药材。这和现代以山西产连翘为道地药材完全一致。李时珍的《本草纲目》指出连翘"状似人心，两片合成，其中有仁甚香"，所云"两片合成"，就是指木犀科连翘果实由两心皮构成的特征。黄宫绣的《本草求真》[23]云："实为泻心要剂。"注云："连翘形象似心，但开有瓣。"开有瓣即提示为木犀科连翘中的老翘。

连翘在《中华人民共和国药典（2020 年版）》中规定为木犀科植物连翘 *Forsythia suspensa* （Thunb.）Vahl 的干燥果实，但在应用过程中有将其他形态相似的同属植物混用为连翘的情况，如金钟花（狭叶连翘）、卵叶连翘、奇异连翘、秦连翘和丽江连翘[24]曾被混用。

现代药理研究表明，连翘正品具有抗菌、抗病毒、抗炎、增强心肌收缩力、升高血压等作用[25]。连翘的上述作用与所含的化学成分连翘苷、连翘酯苷 A、连翘脂素、齐墩果酸、牛蒡子苷，以及从种子提取的挥发油等的含量有密切关系，特别是连翘苷、连翘酯苷 A 在《中华人民共和国药典（2020 年版）》中被列为含量测定的指标。而同属植物秦连翘、金钟花（狭叶连翘）、卵形连翘、丽江连翘、奇异连翘果实中连翘苷、连翘酯苷 A 含量甚微，所以不能混作连翘使用，更不能作药用。现将正品连翘和几种易混品做简略的整理（表 1-1）。

表 1-1　连翘同属易混品种形态特征比较

植物名	性状鉴别
正品连翘 *Forsythia suspensa* （Thunb.）Vahl	按采收时间不同分青翘和老翘。果实呈长卵形至卵形，稍扁，长 1.5~2.5 cm，直径 0.5~1.3 cm。表面有不规则的纵皱纹和多数突起的小斑点，两面各有 1 条明显的纵沟。顶端锐尖，基部有小果梗或已脱落。青翘多不开裂，表面绿褐色，突起的灰白色小斑点较少。质硬，种子多数，黄绿色，细长，一侧有翅。老翘自顶端开裂或裂成两瓣，表面黄棕色或红棕色，内表面多为浅黄棕色，平滑，具一纵隔。质脆。种子棕色，多已脱落。气微香，味苦。
秦连翘 *Forsythia giraldiana* Lingelsheim	果实呈长椭圆形，长 0.5~1.8 cm，直径 0.3~1.0cm，顶端锐尖，大多开裂，基部多连接，表面淡棕色，较光滑，突起的小斑点不明显，一瓣稍弯向侧，另一瓣稍弯向外，形似鸡喙。内有两粒种子，浅棕色，呈偏长椭圆形，周围翅状，一面有 3~5 条较明显的纵棱，种子大多脱落，气微香，味苦。
金钟花 （狭叶连翘） *Forsythia viridissima* Lindl.	果实稍短呈卵形，长 1.0~2.0 cm，果皮稍薄，基部有皱褶疣状突起，分布于中部至顶部纵沟两侧，质脆，种子金黄色，具三棱，种皮皱缩，有不规则纹理，捻碎后丝相连。
卵叶连翘 *Forsythia ovata* Nakai	果实呈卵圆形，长 0.8~1.1 cm，果皮具小突起和不规则细密纵皱纹，质硬，种子淡黄色，具三棱，捻碎后种皮易脱落，无丝相连。

植物名	性状鉴别
丽江连翘 *Forsythia likiangensis* Ching et Feng ex P. Y. Bai	果实呈卵形，长 1 cm 左右，果皮无突起，具不规则纵皱纹，质硬，种子棕色或红棕色，具三棱，捻碎后无丝相连。
奇异连翘 *Forsythia mira* M. C. Chang	果实呈卵形，扁平，长 1.5 cm 左右，果皮黑褐色，具不规则纵皱纹，种子棕色，细长，稍弯曲，一侧有翼，半透明。

第三节　用药部位考证

宋代以前古籍记载的连翘为金丝桃属植物，《神农本草经》将连翘与翘根分别收录。《本草经集注》云："处处有，今用茎连花实也。"说明入药部位为地上全草。《新修本草》云："此物有两种，大翘、小翘，大翘叶狭长如水苏，花黄可爱，生下湿地，著子似椿实之未开者，作房，翘出众草……山南人并用之，今京下惟用大翘子，不用茎花也。"说明至唐代，连翘多用地上部分，但也有单用果实的。宋代开始使用的连翘为木犀科植物，《本草衍义》云："今止用其子。"《本草纲目》记载："状似人心，两片合成，其中有仁甚香。""两片合成"的叙述与木犀科果实由两心皮构成相一致。李中立在《本草原始》[26]中首次将连翘列入木部，所绘果实图，果壳表面散生瘤点，中隔明显，顶端开口，与木犀科连翘特征相符，且云"闭口者佳，开瓣者不堪用"，说明以青翘为佳，老翘为差。《本草备要》[27]谓"连翘，形似心，实似莲房有瓣"，《本草求真》谓"形似心，但开有瓣"，应为老翘。

第四节　产地考证

《本草经集注》云连翘："处处有，今用茎连花实也。"说明连翘生长的地域较宽广。《新修本草》云："生太山山谷，八月采，阴干。"《本草图经》中记载，连翘生泰山山谷（山东），今近京（河南开封）及河中（山西运城永济一带）、江宁府（江苏南京）、泽（山西晋城一带）、淄（江苏镇江）、溜（山东淄博）、兖（山东兖州）、鼎（湖南常德）、岳（湖南岳阳）、利州（四川与陕西交界的广元一带）、南康郡（江西建昌一带）皆有之。《本草衍义》记载连翘："亦不至翘出众草，下湿地亦无，太山山谷间甚多。"《本草品汇精要》记载道地连翘出于泽州。从历代本草记载看，唐宋及以前的连翘"多生下湿地及山谷间"。宋后记载的连翘"下湿地亦无，太山山谷间甚多"，指出多分布于河南、山西、山东、江苏、湖南、四川、江西等地，以山西产为道地连翘，多野生，与当今连翘的主产地相吻合。

第五节　性味归经考证

中药的性味归经与其功效密切相关，对其"性"的认知，不少医家存在分歧，所以历代本草记载不尽一致。由汉至唐，《神农本草经》《本草经集注》《新修本草》谓其性平，但自明代以来，诸多本草记载其性寒或微寒，也有书籍将上述二种见解折中，如《本草蒙筌》《本草品汇精要》《本草新编》[28]，认为其性气平微寒。由此可见，汉代至唐代古籍记载的金丝桃属连翘的性平。明代及以后记载的木犀科连翘，基本倾向于"味苦性寒或微寒"。在现代，《中华人民共和国药典（2020 年版）》记载其"苦，微寒"。

古代本草有关连翘性味归经的记载见表 1-2。

表 1-2　古代本草有关连翘性味归经的记载

年代	著作	性味归经
汉代	《神农本草经》	味苦，平。
南北朝梁代	《本草经集注》	味苦，平，无毒。
唐代	《新修本草》	味苦，平，无毒。
明代	《滇南本草》	味苦，性寒。
	《本草蒙筌》	味苦，气平、微寒。气味俱薄，轻清而浮，升也，阳也，无毒。入少阴心经，手足少阳、阳明经。
	《本草纲目》	微苦，辛。乃少阴心经、厥阴包络气分主药也。
	《本草品汇精要》	味苦，性平、微寒。气味俱轻，阴中阳也，臭香。入手足少阳经、手足阳明经、手少阴经。
清代	《本草备要》	微寒升浮，苦入心，故入手少阴、厥阴（心、心包）气分而泻火，兼除手、足少阳（三焦、胆），手阳明经（大肠）气分湿热。
	《本草求真》	味苦，微寒，质轻而浮。
	《本草新编》	味苦，气平、微寒，性轻而浮，升也，阳也，无毒。入少阴心经，手足少阳、阳明经。
	《本草经解》	气平，味苦，无毒，气味俱降，阴也。入手太阴肺经、手少阴心经、手厥阴心包络经。
	《本草从新》	味苦，微寒，而性升浮。入手少阴、厥阴（心、心包）而泻火。兼除手足少阳（三焦、胆）、手阳明经（大肠）湿热。
	《本草分经》	味苦，微寒，性升。入心、心包、三焦、大肠、胆经。

第六节 功效考证

自《神农本草经》记载金丝桃属连翘"主寒热鼠瘘，瘰疬痈肿，恶疮，瘿瘤，结热蛊毒"以来，不同的时期对于连翘的功能主治既有继承，又有发展。南北朝时期将其用于"去白虫"，在唐代认为其有"主利五淋，小便不通"等功效。宋朝时期认为其"治心经客热最胜"。明清以来，古籍所记载的木犀科连翘能除六经实热、发散诸风热、清热明目，治咽喉疼痛、风火虫牙肿痛，并能散诸经血结气聚、除心肺客热、降脾胃湿热，称之为"疮家圣药"。整体看来，唐及以前的金丝桃属连翘的使用侧重于治疗各种瘰疬、痈肿。明清以后使用的木犀科连翘主要用于泻心客热、散郁滞结热，偏重于清心火、散上焦之热（表1-3）。

表1-3 古代本草有关连翘功效主治的记载

年代	著作	功效主治
汉代	《神农本草经》	治寒热鼠瘘，瘰疬痈肿，恶疮，瘿瘤，结热蛊毒。
	《名医别录》	去白虫。
南北朝梁代	《本草经集注》	治寒热鼠瘘，瘰疬痈肿，恶疮，瘿瘤，结热蛊毒，去白虫。
唐代	《新修本草》	治寒热鼠瘘，瘰疬，痈肿，恶疮，瘿瘤，结热蛊毒，去白虫。
	《药性论》	利五淋、小便不通，除心经客热。
宋代	《本草衍义》	治心经客热最胜，尤宜小儿。

续表

年代	著作	功效主治
明代	《滇南本草》	除六经实热，泻火，发散诸风热。咽喉痛，内外乳蛾痛肿，小儿疳腮，风火虫牙肿痛不可忍者。
	《本草蒙筌》	泻心经客热，降脾胃湿热。驱恶痈毒蛊毒，去寸白虫蛔虫。疮科号圣丹，血证每为中使，通月水下五淋，义盖取其结者散之。故此能散诸经血凝气聚，必用而不可缺也。
	《本草纲目》	诸痛、痒、疮、疡皆属心火，故为十二经疮家圣药，而兼治手足少阳、手阳明三经气分之热也。
	《本草品汇精要》	治寒热鼠瘘，瘰疬痈肿，恶疮，瘿瘤，结热蛊毒。
清代	《本草备要》	轻、宣、散结、泻火，微寒升浮。
	《本草新编》	泻心中客热，脾胃湿热殊效，去痈毒，去寸白蛔虫，疮科收赖。通月经，下五淋，散诸经血凝气聚。
	《本草从新》	散诸经血凝气聚，利水通经，杀虫止痛，消肿排脓，为十二经疮家圣药。
	《本草求真》	心为火主，心清则诸脏与之皆清矣。然湿热不除，病症百出，是以痈毒五淋、寒热鼠瘘、瘰疬恶疮、热结蛊毒等症，书载皆能以治。

第七节　小结

经以上考证，连翘之品名，在唐代以前比较杂乱，缺乏统一的名称。宋代以后使用比较规范，本草文献以"连翘"名收载。我国最早使用的连翘经考证为金丝桃属贯叶连翘，宋代以前以此种为连翘的主流品种。自宋代开始至现代则以木犀科的连翘为正品。从入药部位来看，最早使用的是贯叶连翘的地上部分及根，至唐代多用地上部分。宋代以后，品种转变为木犀科连翘，用药部位也转变为果实，并一直沿用至今。关于产地，无论是唐宋以前使用的贯叶连翘，还是明清以后使用的木犀科连翘，均以野生为主，少有栽培。如今木犀科连翘则多为栽培，与古籍记载产地基本相符。关于连翘的性味功效，唐宋及以前使用的贯叶连翘古籍记载多为味苦、性平，侧重于消肿散结、除六经实热，多用于治疗痈肿、瘰疬、恶疮等。明清及以后使用的木犀科连翘则记载多为味苦、微寒，侧重于清心火、散风热，多用于治疗各种温病初起，与现代药典记载相符。

参考文献

[1] 郭璞. 尔雅［M］. 杭州：浙江古籍出版社，2011.

[2] 吴普等. 神农本草经［M］. 孙星衍，孙冯翼，辑. 鲁兆麟，主校. 石学文，点校. 沈阳：辽宁科学技术出版社，1997.

[3] 苏敬等. 唐·新修本草（辑复本）［M］. 尚志钧，辑校. 合肥：安徽科学技术出版社，1981.

[4] 苏颂. 本草图经［M］. 尚志钧，辑校. 合肥：安徽科学技术出版社，1994.

[5] 兰茂. 滇南本草［M］. 陆拯，包来发，陈明显，校点. 北京：中国中医药出版社，2013.

[6] 陈嘉谟. 本草蒙筌［M］. 北京：人民卫生出版社，1988.

[7] 寇宗奭. 本草衍义［M］. 颜正华等，点校. 北京：人民卫生出版社，1990.

[8] 李明珍. 本草纲目［M］. 武汉：崇文书局，2008.

[9] 冯帅. 基于化学－生物指纹图谱技术的连翘药材质量评价与品－质相

关研究 [D]. 济南：山东中医药大学，2014.

[10] 魏希颖. 连翘种子挥发油化学成分、生物学活性及其自乳化药物传递系统的研究 [D]. 西安：陕西师范大学，2010.

[11] 陶弘景. 本草经集注 [M]. 上海：群联出版社，1955.

[12] 王焘. 外台秘要 [M]. 北京：人民卫生出版社，1955.

[13] 成胜荣. 同源异效桑源药材（桑叶、桑枝、桑白皮、桑椹）的物质基础研究 [D]. 镇江：江苏大学，2019.

[14] 林丽美. 以银翘药对为对象探讨建立中药药效物质快速发现的方法 [D]. 北京：中国中医科学院，2008.

[15] 谢宗万. 古今药用连翘品种的延续与变迁 [J]. 中医药研究，1992（3）：37-39.

[16] 欧阳辉，谢丽艳，黄小方，等. 贯叶连翘的化学成分与药理研究进展及前景展望 [J]. 江西中医药，2010，41（7）：78-80.

[17] 王宁. 连翘的本草考证 [J]. 中药材，2013，36（4）：670-674.

[18] 国家药典委员会. 中华人民共和国药典一部（2020 年版）[M]. 北京：中国医药科技出版社，2020.

[19] 毛苌传，郑玄笺. 毛诗诂训传 [M]. 北京：北京图书馆出版社，2003.

[20] 段玉裁. 说文解字注 [M]. 上海：中华书局，2013.

[21] 李英霞，孟庆梅. 连翘的本草考证 [J]. 中药材，2002，25（6）：435-437.

[22] 刘文泰，等. 本草品汇精要 [M]. 北京：人民卫生出版社，1982.

[23] 黄宫绣. 本草求真 [M]. 上海：上海科学技术出版社，1979.

[24] 秦雯. 连翘及易混品的鉴别研究进展 [J]. 医药产业资讯，2006，3（17）：125-126.

[25] 胡静，马琳，张坚，等. 连翘的研究进展 [J]. 中南药学，2012，10（10）：760-764.

[26] 李中立. 本草原始 [M]. 郑金生，汪惟刚，杨梅香，整理. 北京：人民卫生出版社，2007.

[27] 汪昂. 本草备要 [M]. 天津：天津科学技术出版社，1993.

[28] 陈士铎. 本草新编 [M]. 北京：中国中医药出版社，2008.

第二章 连翘的品质

　　质,即中药的品质,是中药质量的集中概括,它反映的是中药种质、栽培、产地、采收、产地加工、炮制、制剂等方面固有的整体特性和质量,包括外在品质和内在品质两部分[1]。外在品质主要指中药的性状质量,即以"辨状论质"为基础,以形、色、气、味为手段的质量评价;内在品质主要包含遗传物质和药效物质,遗传物质主要用于药材"真伪"的鉴别,而药效物质是评价中药内在品质的主要方式,主要用于药材"优劣"的鉴别。因此,本部分将介绍连翘的产地、采收及鉴别,并着重介绍连翘的化学指纹图谱及生物指纹图谱鉴别方法。

第一节　产地

　　连翘主产于山西省(晋城市、临汾市古县、运城市绛县)、陕西省(商洛市丹凤县、铜川市耀州区)、河南省(辉县市、林州市),此外,四川省、甘肃省、湖北省、山东省等地也有栽培[2]。

第二节　采收

连翘多生于阳光充足或半阴半阳的山坡，小枝 3 月上旬萌动，3 月底先开花，后放叶，花可开到 4 月下旬，果实 8 至 10 月成熟，11 月落叶，成熟后种子易于脱落。果实在药用上，根据采收时间和加工方法，可分为青翘和老翘两种。通常在 8 月下旬到 10 月初果实初熟、果皮呈青色时采收，常称青翘。由于 9 月下旬青翘产量较高，且此时连翘苷、连翘酯苷 A 的含量较高，所以 9 月下旬是青翘的最佳采收时间，其中以色青绿、不开裂者为佳。在 10 月果实熟透变黄、果壳裂开时采收，直接晒干，筛去种子及杂质的，常称老翘。由于 11 月采收的老翘各指标性成分含量较低且产量也低[3]，因此老翘的最佳采收时间为果实成熟后的 11 月之前，其中以色黄、壳厚、无种子者为佳。在市场上，青翘和老翘需求量都较大。传统上药用以老翘为主，但是随着连翘成分的逐步解析，人们发现青翘中所含连翘苷和连翘酯苷 A 的含量要高于老翘。王姝君等人[4]在分析青翘和老翘的连翘酯苷 A 和连翘苷含量时发现，青翘中连翘酯苷 A 的含量均在 4.29％以上，老翘中连翘酯苷 A 含量在 0.40％～1.08％。同样的，青翘中连翘苷的含量为 0.30％～1.19％，老翘中连翘苷的含量为 0.20％～0.29％，说明青翘和老翘中连翘酯苷 A 和连翘苷的含量存在明显差异。

第三节　鉴别

一、性状鉴别

性状鉴别是对药材的形、色、气味、大小、质地、断面等特征进行观察，用以区分药材真、伪、优、劣的一种方法，它具有简单、易行、迅速的特点。性状鉴别方法适用于鉴别正品连翘和伪品连翘。常见伪品连翘有秦连翘、金钟花（狭叶连翘）、卵叶连翘、丽江连翘和奇异连翘。

（一）正品连翘 [*Forsythia suspensa*（Thunb.）Vahl]

果实呈长卵形至卵形，稍扁，长 1.5~2.5 cm，直径 0.5~1.3 cm，表面有不规则的纵皱纹及多数突起的小斑点，两面各有 1 条明显的纵沟，顶端锐尖，基部有小果梗或已脱落。青翘多不开裂，表面绿褐色，突起的灰白色小斑点较少。质硬，种子多数，黄绿色，细长，一侧有翅。老翘自顶端开裂或裂成两瓣，表面黄棕色或红棕色，内表面多为浅黄棕色，平滑，具一纵隔。质脆。种子棕色，多已脱落。气微香，味苦（图 2-1）。

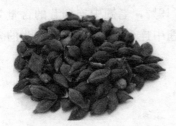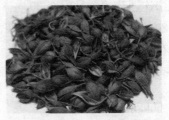

图 2-1　正品连翘（左：青翘；右：老翘。图片来自中国植物图像库）

（二）秦连翘（*Forsythia giraldiana* Lingelsheim）

果实呈长椭圆形，长 0.5～1.8 cm，直径 0.3～1.0 cm，顶端锐尖，大多开裂，基部多连接，表面淡棕色，较光滑，突起的小斑点不明显，一瓣稍弯向侧，另一瓣稍弯向外，形似鸡喙。其内有两粒种子，浅棕色，呈偏长椭圆形，周围翅状，一面有 3～5 条较明显的纵棱。其种子大多脱落，气微香，味苦（图 2-2）。

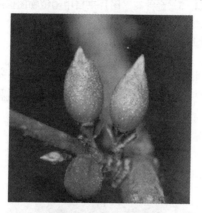

图 2-2　秦连翘（图片来自中国植物图像库）

（三）金钟花（*Forsythia viridissima* Lindl.）

全株有毒，梗在节间通常有片状髓，叶稍宽而不分裂，果实稍短呈卵形，长 1.0～2.0 cm，果皮稍薄，基部有皱褶疣状突起，分布于中部至顶部纵沟两侧，质脆。种子金黄色，具三棱，种皮皱缩，有不规则纹理，捻碎后有丝相连（图 2-3）。

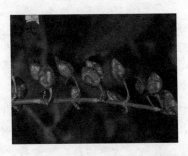

图 2-3　金钟花（图片来自中国植物图像库）

（四）卵叶连翘（*Forsythia ovata* Nakai）

果实呈卵圆形，长 0.8~1.1 cm，果皮具小突起和不规则细密纵皱纹，质硬，种子淡黄色，具三棱，捻碎后种皮易脱落，无丝相连（图 2-4）。

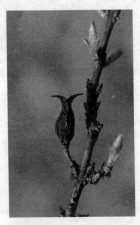

图 2-4　卵叶连翘（图片来自中国植物图像库）

（五）丽江连翘（*Forsythia likiangensis* Ching et Feng ex P. Y. Bai）

果实呈卵形，长 1 cm 左右，果皮无突起，具不规则纵皱纹，质硬。种子棕色或红棕色，具三棱，捻碎后无丝相连。

（六）奇异连翘（*Forsythia mira* M. C. Chang）

果实呈卵形，扁平，长 1.5 cm 左右，果皮黑褐色，具不规则纵皱纹。种子棕色，细长，稍弯曲，一侧有翼，半透明。

二、化学指纹图谱鉴别

《中华人民共和国药典（2020 年版）》规定，中药含量测定主要是测定几种"有效成分"或"指标成分"，有时不同的中药材选取的指标成分相同，这样的测定一般不利于药材的真伪鉴别，也代表不了不同药材的用药特点，比如玉竹、三颗针、功劳木、黄檗、黄连，都选用了小檗碱作为其指标成分进行检测。此外，从化学成分角度来看，一味药材本身就是一个小"复方"。中医理论基础指导下的用药用的是一味药的整体，并非单个化学成分，即最终体现的中药疗效是多种成分协同作用的结果。连翘在《中华人民共和国药典（2020 年版）》一部中规定，按照高效液相色谱法（HPLC）（通则 0512）测定，连翘按干燥品计算，含连翘苷（$C_{27}H_{34}O_{11}$）不得少于 0.15 ％、连翘酯苷 A（$C_{29}H_{36}O_{15}$）不得少于 0.25 ％。但是连翘中还含有连翘酯苷 B、连翘脂素等活性成分，这些成分也是连翘发挥药效的物质基础。因此，仅仅对连翘酯苷 A 和连翘苷进行定性定量测定不足以体现连翘的用药特点，也没法综合评价其质量。

化学指纹图谱是以中药化学成分为基础进行的光谱或色谱研究，是一种通过了解中药材的整体化学信息特征来控制其质量的方法。在建立中药材的化学指纹图谱之前，建立健全中药材的化合物库尤为必要，这也为化学指纹图谱的建立奠定了基础。即依据目前连翘中发现的化合物建立连翘化合物库，并利用 HPLC、气相色谱－质谱（GC-MS）等方法建立连翘的化学指纹图谱。

（一）化合物库

连翘中含有的化学成分众多，有研究表明，在连翘中已经发现了 237 个化合物，包括 46 个木脂素类化合物、31 个苯乙醇苷类化合物、11 个黄酮类化合物、80 个萜类化合物、20 个环己烷衍生物、6 个生物碱类化合物、4 个甾体类化合物、39 个其他类化合物[5]。

（二）HPLC 化学指纹图谱

1. 连翘 HPLC 化学指纹图谱

目前，采用 HPLC 研究连翘化学指纹图谱相对比较成熟。袁岸[6]采用 HPLC 对连翘化学成分进行分析，确定特征峰11 个，并对其中 5 个峰进行了归属研究，分别为（＋）－松脂素－β－D－吡喃葡萄糖苷、连翘酯苷 A、芦丁、连翘苷、连翘脂素，建立了连翘的 HPLC 化学指纹图谱。

李晋等人[7]选取河南、河北和山西的 24 批连翘，建立了不同道地产区连翘的 HPLC 化学指纹图谱，并从中归属了 7 种共有的主要成分，分别为连翘酯苷 B、连翘酯苷 A、紫云英苷、连翘苷、牛蒡子苷、槲皮素、牛蒡子苷元。

由于连翘产区众多，采收时间不同，加工方法不一，所得连翘质量必不尽相同，因此建立一套适用于评价各产区连翘药材质量的化学指纹图谱对于连翘质量控制尤为重要。

袁岸[6]选取不同产地（山西，河南）、不同采收时期（青翘，老翘）、不同加工方法（水煮晒制，晒制）的 15 批连翘药材进行研究。按照相关要求进行实验溶液的配制与制备，采用 HPLC 进行化学指纹图谱检测。根据相似度评价系统计算，这 15 批连翘（S1～S15）的相似度分别是 1、0.741、0.942、0.98、0.967、0.98、0.962、0.977、0.718、0.918、0.792、0.968、0.651、0.984、0.592。其中第 1、3、4、5、6、7、8、10、12、14 批次样品（不同产地的青翘）与第 1 批次的相似度都大于0.9，而第 2、9、11、13、15 批次样品（不同产地的老翘）与第1 批次的相似度小于 0.792。从这 15 批样品可以看出，不同产地、不同采收时间、不同批次连翘药材的化学组成一致性较好，主要在含量方面有所差异（表 2－1）。

表 2－1　连翘药材样品来源

编号	样品品种	加工方法	样品来源地
S1	青翘	水煮晒制	山西临汾
S2	老翘	晒制	山西临汾
S3	青翘（早期）	晒制	山西长治
S4	青翘（早期）	水煮晒制	山西长治
S5	青翘（中期）	晒制	山西长治
S6	青翘（中期）	水煮晒制	山西长治
S7	青翘（晚期）	晒制	山西长治
S8	青翘（晚期）	水煮晒制	山西长治
S9	老翘	晒制	山西长治
S10	青翘	晒制	河南西峡
S11	老翘	晒制	河南西峡
S12	青翘	水煮晒制	河南栾川
S13	老翘	晒制	河南栾川
S14	青翘	水煮晒制	河南卢氏
S15	老翘	晒制	河南卢氏

2. 连翘提取物的 HPLC 化学指纹图谱

目前连翘的主要应用形式是水提物。对连翘水提物的化学成分进行鉴定是阐明其药效物质的基础手段之一。按照《中华人民共和国药典（2020 年版）》记载方法制备连翘提取物，具体步骤如下：取连翘，粉碎成粗粉，加水煎煮三次，每次 1.5 h，滤过，合并滤液，滤液于 60 ℃以下减压浓缩至相对密度为 1.10~1.20（室温）的清膏，放冷，加入 4 倍量无水乙醇，搅匀，静置 2 h，滤过，滤液减压回收乙醇，浓缩液喷雾干燥，即得。

《中华人民共和国药典（2020 年版）》对连翘提取物的化学指纹图谱做出了如下规定，要求图谱中应该有 4 个特征峰，以连翘苷作为参照峰，松脂醇－β－D－葡萄糖苷、连翘酯苷 A、连翘脂素与连翘苷的相对保留时间分别是 0.61、0.71、1.22。

胡青等人[8]采用 UHPLC/QTOF 建立连翘提取物化学指纹图谱，确定特征峰 20 个，对 9 个色谱峰进行了归属，分别为连翘酯苷 E、suspensaside C、咖啡酸、连翘酯苷 I、芦丁、异连翘酯苷 A、连翘酯苷 A、连翘酚 3、连翘苷。

（三）连翘挥发油的 GC－MS 化学指纹图谱

连翘水提物保留了苷类、有机酸类、氨基酸、生物碱等成分。除此之外，连翘药材中还含有相当一部分的挥发油，并且现有研究表明连翘挥发油在解热方面具有良好的作用。因此，建立一套适用于连翘挥发油鉴别的化学指纹图谱具有重要的意义。

利用索氏提取器，按照《中华人民共和国药典（2020 年版）》四部附录挥发油测定法进行连翘挥发油的提取。采用 GC－MS 对连翘挥发油化学成分进行分析，色谱条件：毛细管柱 HP－5MS（30 m×0.25 mm×0.25 μm）（Perkin Elmer），载气为氦气，进样口温度 250 ℃，分流比 20∶1，柱流量 1 ml/min。升温程序：50 ℃，以 5 ℃/min 升温至 80 ℃，保持 2 min，以 20 ℃/min 升温至 260 ℃，保持 1 min。质谱条件：离子源 EI，离子源温度 250 ℃，电子能量 70 eV，扫描范围 30~300 amu，扫描速度 0.04 s/ion，进样量 2 μL。谱图中分离出三个成分，对其中两个成分进行了归属，检测到的离子分别为：α-蒎烯（m/z 136、121、93）和 β-蒎烯（m/z 136、121、93）。保留时间及含量：α-蒎烯为 6.34 min，21.87%；β-蒎烯为 7.59 min，46.29%。

魏珊等人[9]在对不同产地的连翘挥发油进行研究时发现，不同产地连翘挥发油各成分含量存在一定差异，整体上山西连翘挥发油主成分含量高于河南、河北、陕西等地。

（四）化学指纹图谱在鉴别正品和伪品连翘中的应用

化学指纹图谱在植物鉴别中具有极大的优势。金钟花为木犀科连翘属下的一个种，与连翘外观相似，经常被误用作连翘。然而通过化学指纹图谱方法，就可以轻易地分辨金钟花和正品连翘。冯帅[10]将连翘提取物的 HPLC 化学指纹图谱与金钟花的进行比对，发现金钟花与正品连翘的 HPLC 化学指纹图谱存在明显的差异，相似度仅为 0.211~0.350。

三、中药生物指纹图谱鉴别

指纹图谱除包括通常所说的与化学成分相关的色谱、光谱外，还包括生物指纹图谱。中药生物指纹图谱主要包括中药蛋白组学指纹图谱、中药基因组学指纹图谱和中药材 DNA 指纹图谱。

（一）蛋白聚丙烯酰胺凝胶电泳指纹图谱

种子蛋白常作为遗传标记被用于种属间关系判定、种下遗传多样性分析、品种鉴定及植物繁育系统的鉴别。冯帅采集了 12 个不同产地的连翘种子进行蛋白聚丙烯酰胺凝胶电泳

（PAGE）分析，发现种子蛋白具有 8 条共有带，但各个样品在某些条带的有无、强弱等方面具有明显的差异。根据连翘种子蛋白 PAGE 的共有带，结合条带的深浅、宽窄、泳动率，能够较好地反映连翘种子蛋白的整体表达。

蛋白作为基因表达、转录翻译后的产物，可以在一定程度上间接反映物种 DNA 水平上的差异。种子蛋白是植物体中一类高表达的蛋白质，其能够在种子内大量积累却不易被降解，因此种子蛋白的 PAGE 条带具有高度的稳定性和专一性。连翘种子蛋白 PAGE 结果显示，不同产地连翘具有相似的遗传物质基础，其能够合成多种相同的蛋白质，因此可以看作鉴定连翘真伪的重要蛋白标记。

（二）DNA 条形码技术

DNA 条形码技术指利用一段标准的 DNA 序列作为标记来实现快速、精准和自动化的物种鉴定，类似于超市利用条形码扫描识别成百上千种不同商品。近年来，DNA 条形码技术已逐渐成为生物物种分子鉴定的新方向。利用 DNA 条形码技术有望实现对物种的快速自动鉴定，从而克服传统分类学研究方法的诸多缺陷，在中药材的真伪鉴定中具有广阔的应用前景[11]。目前，对于动物来源的药材可以根据 COI 基因设计通用引物，但对于植物来源的药材的标准条形码序列众说纷纭，如 ITS2、psbA − trnH、rbcL、matK 等[12]。ITS2 序列片段一般较短，有利于对发生降解的样品进行扩增，同时 ITS2 片段在物种水平的变异较快，有更多的突变位点以区分不同的物种。此外，ITS2 序列能够与保守的 5.8c 和 28c 区段形成特定的颈环二级结构，从而能够鉴别物种的分子形态特征。近年来，ITS2 区已被提出作为药用植物鉴定的标准条形码序列[13]。

植物种子通常含有较多的糖类和蛋白质，不利于 DNA 的提取，因此在植物基因鉴别的时候一般选择幼嫩的叶片。冯帅通过提取连翘嫩叶中的 DNA，采用植物 DNA 条形码候选序列中的核基因 $ITS2$、叶绿体基因 $psbA-trnH$ 片段作为 DNA 条形码，探讨其在不同产地连翘中的鉴别作用，基因序列见表 2-2。

表 2-2 用于 DNA 鉴别的基因序列

编号	方向	序列
$ITS2$	正向	5'-GCGATACTTGGTGTGAAT-3'
	反向	5'-GACGCTTCTCCAGACTACAAT-3'
$psbA-TrnH$	正向	5'-CGCGCATGGTGGATTCACAATCC-3'
	反向	5'-GTTATGCATGAACGTAATGCTC-3'

在对不同产地连翘的 $ITS2$ 扩增序列进行分析后，冯帅发现不同产地的连翘表现出了一定的区域相似性。根据 Kimura-2-parameter model 计算序列间遗传距离，不同产地连翘间的遗传距离值为 0.000，可见，连翘的种间变异性不大。在进行基因测序后发现，连翘嫩叶中共有的 $ITS2$ 序列如下：
CGCATCTCGTCGCCCTCCACCTCTCCCCGAAAGGGATTCG
TGAGGTGCTGGGCTGGATATTGGCCTCCCGTGCGCCATC
GTGTGCGGTTGGCCTAAATTTGATTCGGCATCGACGCAT
GTCACGACAATTGGTGGTTGATGACCTCAACTTGCGTGT
TGTCGTGCAAGGCTGCGTCGTTTTGATCGGATGTTTTGA
CCCCATGGTGCTTTTGCACTTCGACAG

由此说明，$ITS2$ 序列可作为连翘药材的特异性基因条码。

（三）PAGE 指纹图谱在鉴别正品和伪品连翘中的应用

冯帅提取两批伪品金钟花的种子蛋白进行 PAGE，与连翘蛋白 PAGE 共有谱图对比，结果显示，金钟花 PAGE 图谱中只有 6 条条带与正品连翘位置吻合，8 条条带不吻合。通过条带深浅的不同可见金钟花与正品连翘的蛋白分布量存在明显的差异性。因此，利用 PAGE 技术能够很好地实现正品连翘与金钟花的鉴别。

（四）DNA 条形码技术在鉴别正品和伪品连翘中的应用

冯帅提取两批伪品金钟花的嫩叶 DNA 进行聚合酶链式反应（PCR），对 PCR 产物进行纯化测序。泰山产金钟花的 *ITS*2 间隔区为 107～329 bp，长 223 bp；淄博产金钟花的 *ITS*2 间隔区为 95～317 bp，长 223 bp。通过对比正品连翘与金钟花的 *ITS*2 扩增序列，发现连翘与金钟花的遗传距离值为 0.045，可见正品连翘与其易混伪品金钟花的种间变异较大，可以作为连翘真伪鉴别的一种有效的分子鉴定手段。

第四节　小结

通过建立连翘的化学指纹图谱，我们可以发现不同产地、不同加工方法、不同采收时间的连翘的化学成分大致相同，但是其含量却有很大的差别，尤其是青翘和老翘的连翘酯苷 A 和连翘苷的含量。这提示在鉴别和评估青翘和老翘质量的时候，可能需要采取不同的标准。连翘的生物指纹图谱可以让我们更加容易地区分正品连翘和伪品连翘，在品种鉴别方面比化学指纹图谱具有更大的优势。生物指纹图谱可以确保连翘是否为正品，化学指纹图谱可以确保连翘成分含量是否达标。

中药是一个复杂的体系，影响其质量的因素有很多，比如品种、炮制等，但是其内在的化学成分和基因组成却是在一定范围内的，因此建立一套适用于连翘质量评估的化学指纹图谱和生物指纹图谱方法，两者相互补充，可以更加快速有效地对连翘进行鉴别。连翘的"质"是应用连翘的前提，只有充分保证其"质"合格，连翘的临床应用才能得到充分的保障。

参考文献

[1] 彭成. 再论"系统中药学"之"品质制性效用"[J]. 中药与临床，2017，8（1）：1－3.

[2] 胡世林. 中国道地药材[M]. 哈尔滨：黑龙江科学技术出版社，1989.

[3] 段小彦. 连翘质量分析及控制研究[D]. 郑州：河南中医药大学，2014.

[4] 王姝君，李石飞，张立伟. 连翘含量测定方法优化及青（老）翘质量控制标准建立探讨[J]. 中国中药杂志，2018，43（15）：3157－3162.

[5] WANG ZY, XIA Q, LIU X, et al. Phytochemistry, pharmacology, quality control and future research of *forsythia suspensa*（Thunb.）Vahl: a review[J]. J Ethnopharmacol, 2018, 210: 318－339.

[6] 袁岸. 基于代谢组学的连翘多组分－多靶点抗炎作用机制研究[D]. 成都：成都中医药大学，2017.

[7] 李晋，王春鹏，马琳，等. 高效液相色谱法同时测定中药连翘药用及非药用部位中7种有效成分含量[J]. 天津中医药，2014，31（7）：440－443.

[8] 胡青，于泓，冯睿，等. UHPLC/QTOF法下连翘提取物HPLC指纹图谱的建立[J]. 中成药，2018，40（3）：749－753.

[9] 魏珊，吴婷，李敏，等. 不同产地连翘挥发油主要成分分析及抗菌活性研究[J]. 中国实验方剂学杂志，2016，22（4）：69－74.

[10] 冯帅. 基于化学－生物指纹图谱技术的连翘药材质量评价与品－质相关研究[D]. 济南：山东中医药大学，2014.

[11] PANG XH, SONG JY, ZHU YJ, et al. Applying plant DNA

barcodes for Rosaceae species identification [J]. Cladistics，2011，27 (2)：165－170.

[12] YAO H，SONG JY，MA XY，et al. Identification of Dendrobium species by a candidate DNA barcode sequence：the chloroplast psbA － trnH intergenic region [J]. Planta Med，2009，75 (6)：667－669.

[13] 任保青，陈之端. 植物 DNA 条形码技术 [J]. 植物学报，2010，45 (1)：1－12.

第三章　连翘的炮制

中药炮制是在中医药理论指导下对中药材进行特殊加工的一种处理方法，药材的炮制对药物临床治疗效果有很大影响，合理的炮制加工方式可以增强药物疗效，降低药物毒副作用。结合现代科学技术，中药的炮制方法已逐步完善和成熟[1~2]。本章将介绍连翘的加工方法以及连翘各药用部位和活性成分的提取工艺。

第一节　连翘的加工方法

连翘的加工方法[3]是影响连翘质量的重要环节。关于连翘的加工方法早有记载，《本草图经》[4]记载："八月采房，阴干。"《本草品汇精要》[5]记载连翘八月取子壳，阴干。由此可见，古代连翘的产地加工方法主要是采后直接阴干。

《中华人民共和国药典（2020年版）》中记载连翘饮片的加工方法为直接晒干和蒸熟晒干。连翘根据加工方法可以分为生晒品和蒸煮品。生晒品指将采摘的连翘果实直接晒干。蒸煮品则是将采摘的连翘果实在蒸笼上蒸透后再进行晒干，或者用沸水煮透后再晒干。然而在实际加工过程中，对于连翘的加工方法并没有具体的量化标准，导致流入市场的连翘药材质量不稳定。

研究表明，不同加工方式对连翘药材指标成分的含量有较大影响。目前对连翘的加工方式已有一些报道，见表 3-1，主要为直接晒干、蒸后晒干（水蒸、汽蒸）、煮后晒干、炒后晒干、烘干、直接干燥以及微波干燥法，判断其加工方式优劣的指标以连翘苷和连翘酯苷 A 含量为主。其中，加水量、蒸煮时间、温度等均会不同程度地影响药材质量。因为长时间的高温加工容易导致连翘苷、连翘酯苷等成分的降解。从现有研究来看，无论是蒸制、煮制或者烘干、晒干，都是为了减少有效成分的降解。在连翘的实际加工过程中，由于加工生产量大，蒸煮后药材晾晒不均匀，容易导致药材中的水分挥发不彻底，不仅不利于药材的储藏，甚至会出现霉变等[6]，严重影响连翘药材的质量。对此，有科研人员自主研发了新型的连翘杀青烘干机组。采用杀青烘干的方式具有生产流程规范、生产效率高、受人为因素影响小、水分控制效果好、便于储藏等优点，并且机械化加工方式满足了对中药材质量稳定、可控以及中药材产地加工标准化的要求[7]。

连翘药材的质量受到多种因素的限制，目前已有研究结果表明不同的加工方式对连翘质量的影响不同，同时，对连翘加工品品质的判断皆以连翘苷、连翘酯苷 A 成分的含量为评价指标，评价较为单一（表 3-1）。中药材的临床用药多以整体成分发挥药效，单一指标或仅仅几种成分的含量并不能从整体上反映中药材质量。因此，目前对于连翘加工方式的研究还不够全面，有必要从多方面对不同加工品连翘的质量进行综合评价，从而制定连翘加工方式的规范化标准。

表 3-1　连翘加工方式一览表

加工品种	加工方式	评价指标	参考文献
老翘	直接晒干	连翘苷、连翘酯苷 A	[3]
青翘	4 倍量的水，煮制 10 分钟	连翘苷、连翘酯苷 A	[8]
青翘	蒸 15 分钟后出笼及时晾晒	连翘苷	[9]

续表

加工品种	加工方式	评价指标	参考文献
青翘	水蒸 20～30 分钟后烘干	连翘苷、连翘酯苷 A	[10]
青翘	汽蒸 10～15 分钟后晾干	连翘酯苷 A	[11]
青翘	5 倍量的水，煎煮 8 分钟后烘干	连翘苷	[12]
青翘	蒸后晒干	连翘苷	[13]
青翘	微波干燥	连翘苷、连翘酯苷 A	[14]

第二节　连翘的提取工艺

一、连翘提取物的提取工艺

目前，连翘主要用药形式为连翘水提醇沉物。《中华人民共和国药典（2020 年版）》一部中记载连翘提取物的提取方法为：取连翘，粉碎成粗粉，加水煎煮三次，每次 1.5 小时，滤过，合并滤液，滤液于 60 ℃ 以下减压浓缩至相对密度为 1.10～1.20（室温）的清膏，放冷，加入 4 倍量乙醇，搅匀，静置 2 小时，滤过，滤液减压回收乙醇，浓缩液喷雾干燥，即得[3]。

有研究提出了一种常温下提取连翘提取物的方法，将连翘干燥、粉碎，然后投入红外等离子体表面改性装置中。在超声波槽体内加入水，并加入纳米级微粒的连翘苷和连翘酯苷 A，在常温和真空度 10～25 mmHg 时启动超声波装置、红外线发射装置和等离子体发生装置对连翘药材进行提取，过滤后即得连翘提取物。该提取方法在常温下进行，减少了有效成分的氧化和挥发，提高了连翘药材的利用率。同时，在提取过程中加入纳米级的有效成分连翘苷和连翘酯苷 A，可以形成团聚的晶核，使得连翘中的活性成分更容易被提取出来[15]。

二、连翘挥发油的提取工艺

利用挥发油提取器，参照《中华人民共和国药典（2020 年版）》四部附录挥发油测定法甲法进行连翘挥发油的提取[3]：取连翘药材粉碎过 2 号筛，称定粉末重量（25～50 g）置烧瓶中，加水 300～500 mL 与玻璃珠数粒，振摇混合后，连接挥发油测定器与回流冷凝管。自回流冷凝管上端加水使其到达挥发油测定器的刻度部分，并溢流入烧瓶时为止。置电热套中缓缓加热至沸，并保持微沸约 5 小时，至挥发油测定器中油量不再增加，停止加热，放置片刻，开启测定器下端的活塞，将水缓缓放出，至油层上端到达刻度零线上面 5 mm 处为止。放置 1 小时以上，回收，加无水硫酸钠脱水，得到淡黄色澄明油状液体即为连翘挥发油。

连翘挥发油的提取方法除了药典中记载的水蒸气蒸馏法，目前也有相关研究对连翘挥发油的其他提取工艺进行报道。王鹏等人[16]用超临界 CO_2 萃取（SFE－CO_2）技术对连翘挥发油进行提取，然后用分子蒸馏法对所得到的挥发油进行分离。SFE－CO_2方法操作简单，提取温度低，可有效保存热不稳定及易氧化成分。另有研究发明了一种连翘挥发油的提取工艺，主要步骤如下：取连翘药材，粉碎筛选；加入纤维素酶酶解，喷洒 pH 4.5～5.5 的醋酸/醋酸钠缓冲溶液，达到手握成团即可；采用连续逆流超声提取法，即得到连翘挥发油。该提取方法避免了有机溶剂的使用，操作过程安全无毒、成本低且污染小，适用于工业化生产[17]。有研究者采用水蒸气渗透膜分离技术对连翘挥发油的提取分离技术进行了优化。该方法通过在连翘挥发油中加入水制成乳状液的挥发油含油水体，然后以聚偏氟乙烯（PVDF）平板膜为膜材料自含油水体中分离富集得到挥发油。与传统的水蒸气蒸馏法相比，该技术分离具有效率高、操作方便、无相变、能耗低、无二次污染等优点[18]。

三、连翘酯苷 A 的提取工艺

连翘酯苷 A 作为连翘的主要成分之一，目前亦有相关提取研究报道。如使用醇水系统对连翘酯苷 A 进行提取和分离，即先将原料药进行酸浸泡提取，然后依次通过树脂、聚酰胺、树脂分离，经过反相硅胶以及葡聚糖凝胶纯化后可提高连翘酯苷 A 的得率[19]。也有研究报道用去离子水或含水醇作为提取溶剂，依次通过初步分离柱和精制柱，用去离子水作为洗脱剂，冷冻干燥得连翘酯苷 A。该发明所用材料便宜、溶剂安全无毒、对连翘酯苷 A 的利用率高[20]。叶陈丽等人[21]利用 Box－Behnken 试验设计的方法确定超高压提取法为连翘酯苷 A 的最优提取方法，其具体提取条件为：液固比 70∶1（mL·g^{-1}）、压力 250 MPa、提取时间 114 秒。超高压提取法实现了常温快速提取，提高了连翘酯苷 A 的得率，缩短了提取时间。另有研究筛选水和不同浓度的醇水体系，同时考察提取温度，确定以水为提取溶媒，采用 60 ℃温水浸提取的方法效果最好，这与连翘酯苷 A 极性较大、水溶性良好的性质有关[22]。

四、连翘苷的提取工艺

有研究采用正交试验法对料液比、乙醇浓度、提取时间、提取次数进行考察，以 HPLC 为检测手段，优选连翘药材中连翘苷的提取工艺，结果表明用乙醇回流提取的得率最高[23]。以 Box－Behnken 试验设计优化提取溶剂甲醇的浓度、超声提取时间、超声功率和液料比，以连翘苷得率为响应值进行多元二次响应回归分析，结果显示，当甲醇浓度为 100％、液料比为 12∶1、超声（416 W）提取 27 分钟时连翘苷的得率最佳[24]。

另外，有相关研究用响应曲面法对连翘的提取工艺进行了优化，以 HPLC 为检测方法，通过优化连翘酯苷、连翘苷和连翘脂素的超声条件，得到同时提取连翘酯苷、连翘苷和连翘脂素的最佳提取条件为：超声 3 次，每次 34.6 分钟，液料比为 22∶3[25]。有研究运用遗传算法对连翘中连翘苷及连翘酯苷 A 的提取工艺进行优化，建立以乙醇浓度、液料比、回流次数、回流时间为考察因素的正交试验，通过 HPLC 测定连翘中指标成分连翘苷及连翘酯苷 A 的含量，采用遗传算法，以连翘苷及连翘酯苷 A 的含量为目标函数对正交结果进行优化，得到最佳提取工艺条件为：乙醇浓度 59%、液料比 10∶1、回流次数 3 次、回流时间 3 小时[26]。

有关连翘提取物、连翘挥发油以及连翘主要活性成分的提取工艺的相关研究总结见表 3-2。由于连翘药材中不同的化学成分特性各异，提取工艺亦有所区别，因此有必要结合临床应用针对不同的提取部位对药材的提取工艺进行优化。

表 3-2 连翘提取工艺一览表

部位	提取工艺	参考文献
连翘提取物	红外等离子体表面改性装置提取	[15]
连翘提取物	醇沉法初步纯化＋水饱和正丁醇萃取法	[27]
连翘挥发油	超临界 CO_2 萃取－分子蒸馏联用法	[16]
连翘挥发油	连续逆流超声提取法	[17]
连翘挥发油	蒸汽渗透膜技术	[18]
连翘酯苷 A	酸浸泡提取＋分离纯化	[19]
连翘酯苷 A	乙醇水溶液提取＋分离＋精制＋冷冻干燥	[20]
连翘酯苷 A	超高压提取法	[21]
连翘酯苷 A	温水浸提法	[22]
连翘苷	乙醇回流提取	[23]
连翘苷	甲醇超声提取	[24]

第三节　小结

连翘饮片、连翘提取物、连翘挥发油的炮制方法在相关指南中有明确规范，同时也有研究者对其进行了质量控制、工艺改进等多方面的研究。但由于各炮制方法评价指标较为单一，相关研究仍有待深入。中药材的临床用药多以整体成分发挥药效，故炮制工艺的评价指标亦可结合临床应用的情况，以多指标、多角度对炮制工艺进行更全面的评价，从而制定具有临床特性的连翘炮制工艺的规范化标准。

参考文献

[1] 张炎兵. 不同中药的炮制方法及中药炮制对疗效影响的临床意义研究 [J]. 世界临床医学，2017，11（17）：163.

[2] 沈多荣. 中药炮制方法对临床疗效的影响分析与应用思考 [J]. 内蒙古中医药，2016，35（15）：102.

[3] 国家药典委员会. 中华人民共和国药典一部（2020 年版）[M]. 北京：中国医药科技出版社，2020.

[4] 苏颂. 本草图经 [M]. 尚志钧，辑校. 合肥：安徽科学技术出版社，1994.

[5] 刘文泰，等. 本草品汇精要 [M]. 北京：人民卫生出版社，1982.

[6] 应光耀，赵雪，王金璐，等. "药对"技术在中药材防霉养护中的应用与展望 [J]. 中国中药杂志，2016，41（15）：2768−2773.

[7] 崔旭盛，高秀强，姚振林，等. 连翘杀青烘干机组：201720450482. X [P]. 2017−12−19.

[8] 白吉庆，王小平，曹林林，等. 产地加工方法对青翘中连翘苷、连翘

酯苷 A 的影响 [J]. 中国中药杂志，2011，36（23）：3258－3261.

[9] 刘铭，贾东升，谢晓亮，等. 河北太行山区青翘产地初加工方法研究
[J]. 时珍国医国药，2016，27（7）：1627－1629.

[10] 张淑蓉，裴香萍，梁学伟，等. 青翘炮制方法的研究 [J]. 中国实验
方剂学杂志，2010，16（18）：33－35，38.

[11] 薛智民，张立伟. 炮制方法对连翘主要化学成分连翘酯苷的影响
[J]. 化学研究与应用，2011，23（5）：606－609.

[12] 赵超，郑伶俐，胡亚刚，等. 陕西道地药材连翘鲜品蒸煮工艺研究
[J]. 时珍国医国药，2011，22（2）：438－440.

[13] 卢玉兰. 不同炮制方法对连翘中连翘苷含量的影响 [J]. 西部中医
药，2011，24（8）：23－24.

[14] 张小天，丁越，张昕宇，等. 微波炮制工艺代替青翘产地加工的可行
性研究 [J]. 中药材，2018，41（8）：1857－1863.

[15] 薛超，薛纪良. 一种常温下连翘提取物的制备方法：201710556403.
8 [P]. 2019－01－18.

[16] 王鹏，张忠义，吴惠勤. 超临界 CO_2 萃取－分子蒸馏对连翘挥发油的
提取分离 [J]. 中国医院药学杂志，2002，22（4）：253－254.

[17] 杨成东. 一种连翘挥发油的提取工艺：201610342675.3 [P].
2016－11－02.

[18] 张浅，朱华旭，唐志书，等. 基于蒸气渗透膜技术的中药连翘含油水
体中挥发油分离工艺研究 [J]. 中国中药杂志，2018，43（8）：
1642－1648.

[19] 胡晨旭，靳元鹏. 一种连翘酯苷 A 制备方法：200910228550.8 [P].
2011－05－18.

[20] 张立伟，霍丽丽，王引珍. 一种连翘酯苷 A 制备方法：
200810054428.9 [P]. 2008－07－09.

[21] 叶陈丽，许夏燕，刘江，等. Box－Behnken 试验设计优化超高压提
取连翘中的连翘酯苷 A [J]. 中国药师，2016，19（9）：1670－
1674.

[22] 赵燕，玄振玉. 正交法优选连翘酯苷提取工艺 [J]. 中国实验方剂学
杂志，2010，16（11）：13－15.

[23] 周旭，朱红，陈红鸽，等. 正交试验法优选连翘药材中连翘苷的提取工艺 [J]. 解放军药学学报，2013，29（3）：230-232.

[24] 郭伟良，由鹏飞，房晶，等. 响应面法优化连翘苷超声提取工艺 [J]. 中国医药工业杂志，2009，40（12）：919-923.

[25] 叶良红. 连翘有效成分的提取工艺和药代动力学研究 [D]. 成都：成都中医药大学，2013.

[26] 徐小雯，黄家卫. 遗传算法优化连翘中连翘苷及连翘酯苷 A 的提取工艺 [J]. 浙江中医药大学学报，2016，40（5）：394-399，404.

[27] 薛东升. 一种连翘提取物的制备方法：200610027331. X [P]. 2007-12-12.

第四章　连翘的药性

中药药性理论是对中药作用的性质以及特征的集中概括，是中药理论的核心部分，也是中医临床用药的重要依据。在《中华人民共和国药典（2020年版）》一部[1]中记载连翘"味苦，性微寒，归肺、心、小肠经"。近年来相关学者通过一些新的研究方式对连翘药性理论提供了新的见解和现代认识，在一定程度上为连翘的现代研究与应用提供了理论依据。

第一节　基于四气的现代研究

现代研究表明，中药四气对机体的内分泌系统以及物质代谢等生物效应的影响具有一定趋向性，药物可表现出明显的属性特征。有研究通过药性共性特征分析，发现中药的寒性与体重降低、体温降低、三磷酸腺苷（ATP）酶活力降低、凝血时间延长、白细胞增加、血小板增加、中间细胞百分比降低、丙氨酸氨基转移酶降低、血清尿素升高、血清肌酐升高等多方面生物效应具有一定对应关系。而中药的热性则与体温升高、ATP酶活力增加、凝血时间减少、白细胞减少、血小板减少、中间细胞百分比升高、平均血红蛋白含量升高、丙氨酸氨基转移酶升高、全血总胆碱酯酶降低有一定的对应关系[2]。研究发现，连翘酯苷A能够降低酵母菌致热小鼠的体温，其作用机制可能与提高体温调控中枢下丘脑视旁核、视上核以及外周温度感受背根神经节中TRPA1 的表达有关[3]。近年来，中医药研究者发现中药药性与瞬时感受器电位（TRP）离子通道表现出密切相关性，TRP 广泛分布于体温调节通路上，具有温度感知的功能，提示连翘的有效成分能够降低发热小鼠体温可能与其寒性相关。

第二节　基于五味的现代研究

中药五味（辛、甘、酸、苦、咸）是中药味道与功效的概括和总结。现代研究揭示中药的化学成分是其产生药理作用的基础，不同的化学成分是中药五味的物质基础。清热药以苦味居多，既往研究表明苦味药主要含生物碱和苷类成分[4]。现代研究表明连翘所含成分以苯乙醇苷类、木脂素类为主，其次为挥发油类、黄酮类、甾体类以及生物碱类成分。

第三节　基于归经的现代研究

归经学说是中药药性理论的重要组成部分。现代研究表明中药的归经包含了药物功效和药理作用部位，与中药有效成分的体内分布也存在密切联系。近年来，归经的现代研究主要集中在药物有效成分的体内分布相关性研究。对金银花连翘药对的有效成分在发热 SD 大鼠体内各组织中的分布规律的研究发现，连翘酯苷 A 在注射 2 小时后在肝脏中达到最大值且含量最多，说明肝脏可能是连翘酯苷 A 的主要靶器官；连翘苷在注射 2 小时后在肾脏中达到最大值，说明肾脏可能是连翘苷的主要靶器官[5]。

第四节 基于"毒"的现代研究

中药的有毒无毒也是中药药性理论的组成部分，现代认识中药的"毒"主要表现在研究中药的毒性和不良反应方面。

目前尚无关于连翘毒性的相关报道，但可见连翘复方的一些毒性报道，如双黄连不良反应包括皮肤过敏反应、过敏性休克、血管神经性水肿、消化系统和神经系统病变等[6]。

第五节 小结

综上可见，采用现代技术手段从四气、五味、归经、有毒无毒的方面探讨中药药性理论，已经取得了一定的成果，为中药的现代化提供了现代医药学的解读和认识。连翘味苦，性微寒，归心、肺、小肠经，现代研究分别从其化学成分、药理学作用、有效成分的体内分布等方面给予了一定的解读，但这方面的工作仍然远远不够，有待研究者继续探索。

参考文献

[1] 国家药典委员会. 中华人民共和国药典一部（2020 年版）[M]. 北京：中国医药科技出版社，2020.

[2] 赵兴业. 中药寒热药性生理生化评价指标的初步研究 [D]. 北京：北京中医药大学，2007.

[3] 苏红昌，万红叶，刘翠玲，等. 连翘酯苷 A 对酵母致热小鼠体温及

TRPA1 的影响 [J]. 中国实验方剂学杂志，2016，22（1）：134－
138.

[4] 辛宁，刘莉丽，银胜高，等. 中药药性与有效化学成分、生态因子的
关联性研究 [J]. 中药材，2011，34（2）：324－326.

[5] 李莉，张振秋，张明波，等. 金银花连翘药对发热 SD 大鼠体内各组
织中有效成分的分布差异 [J]. 辽宁中医杂志，2018，45（8）：
1698－1700.

[6] 郭洁，宋殿荣. 双黄连的药理作用和临床应用及不良反应研究进展
[J]. 临床合理用药杂志，2017，10（21）：161－163.

第五章　连翘的药效学研究

连翘为中医常用的清热解毒药，历来被视为"疮家圣药"。其味苦，性微寒，归肺、心、小肠经，具有清热解毒、消肿散结、疏散风热之功效，用于治疗痈肿、瘰疬、乳痈、丹毒、风热感冒、温病初起、温热入营、高热烦渴、神昏发斑、热淋涩痛。

连翘能疏散风热，常用于治疗风热感冒、温病初起、温热入营、高热烦渴、神昏发斑诸证。其主寒热（《神农本草经》），寒能及肺（《本草便读》）。以其味苦而轻，故善达肌表（《景岳全书》）。其能透表解肌、清热逐风，又为治风热要药。且性能托毒外出，又为发表疹瘰要药。诸家皆未言其发汗，而以治外感风热，用至一两必能出汗，且其发汗之力甚柔和，又甚绵长（《医学衷中参西录》）。

连翘亦善清热解毒。连翘形似心（实以莲房有瓣），苦入心，故入手少阴、厥阴（心、心包）气分而泻火，兼除手、足少阳（三焦、胆），手阳明经（大肠）气分湿热（《本草备要》）。其主瘰疬结核，诸疮痈肿，热毒炽盛，未溃可散，已溃解毒（《本草汇言》）。痈疽恶疮，无非营卫雍遏，得清凉以散之。蛊毒所结，得辛香以解之（《本经逢原》）。受蛊毒者在腹，遭毒者在心。苦寒泄心，治造毒之原。芳香醒脾，治受毒之腹，故又治蛊毒（《本草崇原》）。

连翘消肿散结。其主寒热鼠瘘，瘰疬瘿瘤（《神农本草经》）。散诸经血凝、气聚……消肿排脓……为十二经疮家圣药（《本草备要》）。以其辛而能用，故又走经络，通血凝，气滞结聚，所不可无（《景岳全书》）。连翘善理肝气，既能舒肝气之郁，又能平肝气之盛（《医学衷中参西录》）。十二经疮药中不可无此，乃结者散之之义（《本经逢原》）。痈肿恶疮，肌肉不和。瘿瘤结热，经脉不和。连翘味苦，其气芳香，能通经脉而利肌肉，故治痈肿恶疮、瘿瘤结热也（《本草崇原》）。

此外，连翘苦寒通降。利水通经（《本草备要》）。泻心经客热，降脾胃湿热……通月水五淋（《景岳全书》）。除心经客热、阳明湿热……利水通经（《本草害利》）。为其味淡能利小便，故又善治淋证、溺管生炎（《医学衷中参西录》）。

《中华人民共和国药典（2020 年版）》一部中记载其功效为"清热解毒、消肿散结、疏散风热"。现代药理学研究表明，连翘主要具有抗炎、解热、抗病原微生物、抗肿瘤、抗氧化、调节免疫、镇吐止呕、保护神经细胞、保肝以及心血管保护等作用。

第一节 抗炎作用

连翘具有明显的抗炎作用，现代常被用来治疗多种与炎症有关的疾病，如风热感冒、目赤肿痛、疖疮、溃疡、乳腺炎等[1~5]。芮菁等人[6]研究发现，70%的连翘甲醇提取物在醋酸致腹腔毛细血管通透性改变的早期炎症小鼠模型体内能抑制染料渗出，抑制角叉菜胶诱导的炎症大鼠模型的足肿胀程度，抑制棉球诱导的晚期炎症大鼠模型的棉球肉芽组织增生。此外，连翘的甲醇提取物中的乙酸乙酯部位被发现能够降低脂多糖（LPS）致RAW264.7 炎症细胞模型的 NO 和 PGE2 水平[7]。

连翘的乙酸乙酯部位被证实也有较强的抗炎活性[8]。岳永花等人[9]发现青翘的乙酸乙酯部位具有较好的抗急性肺损伤相关炎症的活性，对 IL-1β、IL-6、TNF-α 等炎症因子的释放有抑制作用，并且应用 ^{1}H-NMR 代谢组学技术，发现青翘主要通过调节肌酸代谢、胆碱代谢、支链氨基酸代谢以及三羧酸循环等通路发挥抗炎作用。

连翘的乙醇提取物也表现出较好的抗炎作用。85% 的连翘乙醇提取物对二甲苯致小鼠耳肿胀模型有明显的抗炎作用[10]。连翘乙醇提取物还能通过减少 IL-4 的表达、增加 IFN-γ mRNA 的表达来抑制 TH2 型免疫反应、下调免疫球蛋白 IgE 表达，从而治疗尘螨导致的 NC/Nga 小鼠过敏性皮炎[11]。

对连翘水提取物的抗炎作用也有诸多研究。袁岸等人[12]分别采用角叉菜胶致大鼠足肿胀及鸡蛋清致大鼠足肿胀模型研究连翘水提取物对急性炎症的作用。观察各组大鼠致炎前后足趾的体积变化，以足肿胀率表示药物的抗炎效应。结果显示：实验一，角叉菜胶致大鼠足肿胀模型建立之后，模型组大鼠足肿胀在 2 小时时肿胀率达到高峰，随后有较缓的下降趋势。连翘水提取物 5 g/kg 灌胃给药，与模型组相比，在 2 小时时表现出明显的抑制角叉菜胶致大鼠足肿胀的作用（$P<0.05$），肿胀率相对降低，但其作用强度低于阳性对照药。实验二，鸡蛋清致大鼠足肿胀模型建立 0.5 小时就达到肿胀高峰，鸡蛋清致足肿胀起效较快，加之机体自身的修复能力，随后肿胀率逐渐降低，持续时间较长。连翘水提取物 5 g/kg 灌胃给药，与模型组相比，在 2 小时时显示出明显的抑制肿胀的作用（$P<0.05$）。

连翘水提取物对于 LPS 诱导的 BV-2 小胶质细胞炎症有治疗作用[13]。结果显示，连翘水提取物能明显抑制与 MAPK 信号通路相关的蛋白，如丝裂原活化蛋白激酶 1（MAPK1）、RAS 激活蛋白 2（RASAL2）、G 蛋白偶联受体 12（Gpr12）的表达，下调与 NO 生物合成相关基因的表达，表明连翘可以通过影响 MAPK 信号通路及 NO 的生物合成发挥治疗作用。

连翘含有丰富的挥发油，其挥发油也具有良好的抗炎作用。研究表明，采用二甲苯致小鼠耳肿胀及腹腔毛细血管通透性亢进、角叉菜胶致大鼠足肿胀、鸡蛋清致大鼠足肿胀、角叉菜胶致大鼠胸膜炎、油酸致大鼠急性肺损伤及大鼠棉球肉芽肿等急、慢性炎症模型，对连翘挥发油的抗炎作用进行研究，发现连翘挥发油表现出明显的抗炎作用。罗林等人[14]采用角叉菜胶致大鼠足肿胀、鸡蛋清致大鼠足肿胀及棉球肉芽肿模型研究连翘挥发油对于急、慢性炎症的作用。结果显示：与模型组比较，连翘挥发油能明显减轻角叉菜胶致大鼠足肿胀程度（$P < 0.05$），但造模后4小时，连翘挥发油的药效不及地塞米松（$P < 0.05$）；连翘挥发油同样能明显减轻鸡蛋清致大鼠足肿胀程度（$P < 0.05$）；此外连翘挥发油有明显的抑制大鼠棉球肉芽组织增生的作用（$P < 0.01$），但其作用尚没有地塞米松强，两组对比有显著性差异（$P < 0.01$）。研究结果证明了连翘挥发油对急、慢性炎症都有一定的作用。

连翘提取物和连翘挥发油都有明确的抗炎作用，对其抗炎的机制也有诸多的报道[15]。但是，基于中药成分复杂的特点，对中药作用机制的研究还需要寻找更高效的方法。代谢组学能够寻找代谢物与生理病理变化的相对关系，也被用来研究中药与机体之间的相互关系。Yuan 等人[16]采用血清代谢组学的方法，同时研究连翘提取物和挥发油对角叉菜胶致大鼠足肿胀的抗炎机制，结果如下。①大鼠的足肿胀程度显示：与空白对照组相比，模型组大鼠的足肿胀程度在2小时时显著增加。与模型组对比，连翘提取物组（$P < 0.01$）和连翘挥发油组（$P < 0.05$）在2小时时足肿胀程度显著降低，且与空白对照组无显著性差异。②在炎症因子方面：模型组大鼠的血清 IL-1β、IL-6 和 TNF-α 水平较空白对照组显著升高（$P < 0.01$）。连翘提取物组和连翘挥发油组相比模型组而言，血清 IL-1β、IL-6 和 TNF-α 水平均显著

下调（$P<0.01$）。③大鼠血清代谢组学数据显示：无论是正离子模式还是负离子模式下的检测，模型组和空白对照组的血清检测结果具有明显的差异，证明样本是可信的。再根据 VIP 值筛选出潜在的生物标志物，并采用 t 检验进行差异分析，选择有统计学意义的变量（$P<0.05$）。接着通过比较模型组和空白对照组的 s—plot 图筛选出 13 种与角叉菜胶致大鼠足肿胀模型有关的生物标志物。其中，模型组大鼠血清中的顺丁烯二酸、2—羟基十六酸、PC（19：0/0：0）、LysoPC（20：0）均高于空白对照组（$P<0.01$）。同时，连翘挥发油组血清中的顺丁烯二酸，连翘提取物组的 2—羟基十六酸、PC（19：0/0：0）、LysoPC（20：0）均低于模型组（$P<0.01$）。此外，连翘挥发油和连翘提取物对血清代谢物的影响也不尽相同。与模型组相比，连翘提取物组血清乳酸水平上调（$P<0.01$），L—苏氨酸、3R—羟基丁酸、L—亮氨酸、鞘氨醇、LysoPC（17：0）、LysoPC（20：1）、亚油酸水平显著降低（$P<0.01$）；连翘挥发油组血清己二酸水平升高（$P<0.05$），鞘氨醇、LysoPC（17：0）、LysoPC（20：1）水平显著降低（$P<0.01$）。④通过 KEGG 数据库对筛选出的生物标志物的代谢通路进行检索，发现连翘的抗炎作用可能跟能量、脂肪及氨基酸代谢有关。其中，连翘提取物主要通过影响亚油酸代谢，缬氨酸、亮氨酸和异亮氨酸的生物合成，鞘氨醇代谢，甘油磷脂代谢发挥抗炎作用；而连翘挥发油则通过影响鞘氨醇代谢、甘油磷脂代谢发挥抗炎效应。

随着对连翘研究的深入，对其药理作用的研究从有效部位延伸到单体成分。目前已从连翘中分离出 300 多种化学成分，这些化学成分主要有苯乙醇苷类、木脂素类、挥发油类和黄酮类等。其中，连翘酯苷 A、连翘酯苷 B、连翘苷、连翘脂素、牛蒡子苷、牛蒡子苷元、槲皮素、异槲皮素、芦丁、木犀草素等都有研究报道其具有一定抗炎活性。全云云等人[17]采用二甲苯致小鼠耳肿胀模型探讨了连翘苷、连翘脂素、连翘酯苷 A、连翘酯苷 B 四种连翘主要成分的抗炎活性。结果显示：除连翘苷组外，其余各组与空白对照组相比均有显著性差异（$P < 0.01$）。抗肿胀方面，连翘苷组与地塞米松组有极显著性差异，其余各给药组与地塞米松组无明显差别。这提示连翘苷对小鼠耳肿胀无明显抑制作用，而连翘脂素、连翘酯苷 A 和连翘酯苷 B 均能显著抑制小鼠耳肿胀，其中以连翘脂素效果最为显著。对小鼠血清中 TNF$-\alpha$ 和 IL-6 含量的影响：除连翘苷组外，其余各组与空白对照组相比均有显著性差异。其中地塞米松组对小鼠血清中 IL-6 含量的影响与空白对照组比较有极显著差异。连翘苷对小鼠血清中 IL-6 含量的影响与地塞米松比较有极显著差异，其余各给药组与地塞米松组比较无明显差别。这表明连翘苷对 TNF$-\alpha$ 和 IL-6 的生成无明显抑制作用，而连翘脂素、连翘酯苷 A 和连翘酯苷 B 均能显著抑制小鼠血清中 TNF$-\alpha$ 和 IL-6 的生成。

连翘酯苷作为连翘的主要活性成分之一，主要包括连翘酯苷 A、B、C、D、E 等，其中，连翘酯苷 A 含量较高，在《中华人民共和国药典（2020 年版）》中作为连翘药材及其制剂的质量评价指标之一，关于其对炎症模型的作用研究较多[17~18]。连翘酯苷 A 能通过抑制 NF$-\kappa$B 信号通路、激活 Nrf2/HO-1 信号通路对 LPS 诱导的 BV-2 小胶质细胞和初级小胶质细胞发挥抗炎作用[19]，也能通过激活 Nrf2/HO-1 信号通路对经卵清蛋白刺激的肺组织病变发挥治疗作用[20]。在 LPS 致小鼠急性肺损伤模型中，连翘酯苷 A 能显著降低内毒素水平并减轻肺损伤，降低 TLR4 mRNA、MyD88 及 NF$-\kappa$B 的表达，并显著降低血浆中 TNF$-\alpha$ 的含量，表明连翘酯苷 A 可能通过影响 TLR4$-$MyD88$-$NF$-\kappa$B 信号通路发挥抗炎作用[21]。此外，对于 LPS 诱导的 RAW264.7 细胞炎症模型，连翘酯苷能通过促进细胞中 TNF$-\alpha$ 的释放、抑制 NO 产生、抑制表面分子 MHC$-$II 的表

47

达、增加吞噬细胞的吞噬功能发挥抗炎和调节免疫的作用[22]。连翘酯苷也能有效抑制 LPS 致鸡法氏囊炎症模型中 IL-6、IL-1β、TNF-α 的产生以及 COX-2、iNOS 的表达，其抗炎机制可能与抑制 NF-κB-iNOS-NO 信号通路有关[23]。

连翘苷也具有较好的抗炎作用。在 LPS 诱导的 RAW264.7 细胞炎症模型中，连翘苷能有效抑制 LPS 诱导的 IL-1β、IL-6、TNF-α、NO、PGE2、iNOS 和 COX-2 等炎性介质的产生，进一步研究显示其抗炎机制可能与抑制 JAK-STAT 信号通路和 MAPK 信号通路有关[24]。不同浓度的连翘苷（$1.0\ \mu g/mL$、$3.3\ \mu g/mL$、$10.0\ \mu g/mL$）均对致死剂量的 LPS 诱导的斑马鱼炎症模型有保护作用，连翘苷可以降低中性粒细胞浸润，减少组织坏死并增加存活率，进一步研究表明其可以下调 IL-1β、IL-6 和 TNF-α 的表达，抑制 MyD88、IκBα 和 NF-κB 蛋白的活化，表明连翘苷可能通过影响 MyD88-IκBα-NF-κB 信号通路发挥治疗作用[25]。在 LPS 诱导的急性肺炎模型中，连翘苷能抑制促炎因子 TNF-α、IL-1β、IL-6 的产生，并降低肺组织中 MPO 的浓度，表明连翘苷可能通过抑制 MAPK 和 NF-κB 信号通路的激活发挥抗炎作用[26]。此外，连翘苷还能显著抑制金黄色葡萄球菌诱导的人单核巨噬细胞炎性介质 TNF-α、IL-6、IL-8 和 MCSF-1 的分泌，并抑制 TLR2 和 TLR4 的产生，因此推断连翘苷可能通过干扰 TLR2 和 TLR4 信号通路，抑制细胞炎性介质分泌而发挥抗炎作用[27]。

连翘脂素为连翘苷的苷元，属于双环氧木脂素，是连翘的木脂素类成分。连翘脂素能抑制 LPS 诱导的 BEAS-2B 细胞中 Akt、IKKα/β、NF-κB 的磷酸化，表明连翘脂素可能通过抑制 Akt 的磷酸化、抑制 NF-κB 信号通路减少促炎因子 TNF-α、IL-8、IL-6 的释放[28]。汤韵秋等人[29]利用 LPS 诱导的 RAW264.7 细胞炎症模型，采用 Griess 法检测细胞上清液中

NO 含量，ELISA 法检测 TNF－α 和 IL－6 的含量，Western Blot 法检测 iNOS、COX－2 蛋白的表达，实时荧光定量逆转录聚合酶链式反应（RT－qPCR）法检测 iNOS、COX－2 mRNA 的表达，观察连翘脂素的抗炎作用并探讨其机制。结果显示：连翘脂素低、中、高浓度（5 μg /mL、50 μg /mL、100 μg /mL）均可以抑制 LPS 诱导的 RAW264.7 细胞产生的 NO、TNF－α 和 IL－6 表达上调，并呈现良好的浓度依赖关系。并且各浓度（5 μg /mL、50 μg /mL、100 μg /mL）在抑制 iNOS、COX－2 蛋白及 mRNA 的表达方面亦成浓度依赖关系。实验表明，连翘脂素可以抑制 LPS 诱导的 RAW264.7 细胞释放 NO、TNF－α 和 IL－6，其作用机制与抑制 iNOS、COX－2 蛋白及 mRNA 的表达有关。

牛蒡子苷能减少 LPS 诱导的 RAW264.7 细胞中炎性介质如 NO、IL－1β、IL－6、TNF－α、PGE2 的生成，抑制了其基因和蛋白，以及共刺激分子如 B7－1 和 B7－2 的表达，表明牛蒡子苷可能通过抑制 NF－κB 信号通路抑制炎性介质的产生而发挥抗炎作用[30]。牛蒡子苷元对角叉菜胶致小鼠足肿胀、花生四烯酸引起的小鼠耳肿胀、醋酸介导的扭体反应、醋酸诱导的毛细血管通透性亢进以及 LPS 致巨噬细胞的炎症均有一定的抑制作用，进一步的研究证明其抗炎机制可能与抑制炎性介质，如 ROS 和花生四烯酸代谢物的产生有关[31]。牛蒡子苷元可以缓解 LPS 诱导的急性肺炎，减少支气管肺泡灌洗液中炎性细胞浸润以及促炎性细胞因子的产生。此外，用牛蒡子苷元进行预处理后可以降低肺中丙二醛水平，增加超氧化物歧化酶和过氧化氢酶活性，促进谷胱甘肽的表达，并使肺中过氧化物酶/谷胱甘肽二硫比例升高，进一步的研究表明牛蒡子苷元能显著抑制 NO 和 iNOS 的表达，增强 HO－1 的表达并抑制 MAPK 的磷酸化，表明牛蒡子苷元可能通过影响 MAPK、HO－1、iNOS 信号通路对 LPS 诱导的急性肺损伤模型起保护作用[32]。

槲皮素和异槲皮素对经卵清蛋白、氢氧化铝免疫化处理的 BALB/c 小鼠连续给药 5 天，小鼠体内支气管肺泡灌洗液、血液和肺中嗜酸性粒细胞水平均降低。经异槲皮素给药的小鼠，其肺匀浆中中性粒细胞和 IL-5 水平均降低，表明槲皮素和异槲皮素对嗜酸性炎症模型均有明显保护作用[33]。在 LPS 致 RAW264.7 细胞炎症模型中，槲皮素能显著减少 ERK 激酶的磷酸化和 P38 MAP 激酶的激活，还能通过稳定 NF-κB/IκB 复合物、IκB 降解以及炎性介质的表达来抑制 NF-κB 信号通路，表明槲皮素可以通过抑制 MAPK 和 NF-κB 信号通路发挥抗炎和免疫调节作用[34]。槲皮素（20 μmol/L、30 μmol/L）可降低 LPS 诱导的 BV-2 小胶质细胞中炎症因子 NO、TNF-α 及 IL-1β 的产生，表明槲皮素对 LPS 诱导的 BV-2 小胶质细胞有抗炎作用，该作用可能与下调 NO、TNF-α 及 IL-1β 的表达有关[35]。此外，槲皮素还能减轻 ApoE*3Leiden 转基因型小鼠动脉粥样硬化，槲皮素可以通过影响血管细胞增殖从而减缓动脉粥样硬化的病变，其机制可能与抑制了局部血管炎症因子如 IL-1R、Ccl8、IKK 和 STAT 3 的相关基因表达有关[36]。

芦丁在弗氏完全佐剂诱导的大鼠关节炎模型中能正向调节大鼠血液参数，明显增加超氧化物歧化酶、谷胱甘肽过氧化物酶、谷胱甘肽水平，并降低丙二醛含量。组织病理学结果显示，芦丁能显著减少炎性细胞浸润、滑膜增生、关节翳形成，以及软骨及骨侵蚀的发生，并能降低 TNF-α、IL-1β 及 NF-κB p65 的水平，表明芦丁可以通过抑制 NF-κB p65 蛋白表达治疗类风湿性关节炎。此外，芦丁还能通过减少炎性介质的释放，减少黏附分子、环氧合酶、一氧化氮合酶的表达来治疗肠炎[37]。100 μg/mL 微囊化芦丁能减少 LPS 诱导的 RAW264.7 细胞中 IL-6 的分泌，并能显著降低 NF-κB 的表达水平，表明芦丁可以通过抑制 NF-κB 信号通路来抑制 IL－6 的产生，从而发挥抗炎作用[38]。采用芦丁孵育丙二醇甲醚醋酸酯诱导的人外周血中性粒细胞，45 分钟后细胞中 NO 和 TNF－α 含量明显降低，髓过氧化物酶（MPO）活性显著降低，表明芦丁能通过抑制 NO、TNF－α 和 MPO 治疗中性粒细胞介导的炎症反应[39]。

木犀草素也具有一定的抗炎作用，0.5 μM 木犀草素能明显抑制 TNF－α 诱导的单核细胞与人 EA. hy926 内皮细胞的黏附，抑制单核细胞趋化蛋白－1（MCP－1）、细胞间黏附分子－1（ICAM－1）和血管细胞黏附分子－1（VCAM－1）的表达，并能抑制 NF－κB 的转录活性、IκBα 的降解、IκBβ 激酶的表达及内皮细胞中 NF－κB p65 的核转位，同时，连续三周喂食含 0.6％木犀草素的饲料，可以明显降低 TNF－α 诱导的 C57BL/6 小鼠体内 MCP－1/JE、CXCL1/KC 和 sICAM－1 的循环水平，减少主动脉内皮细胞中单核细胞的黏附。组织学研究进一步显示木犀草素可以减少 VCAM－1 和单核细胞的产生，因此，对 TNF－α 诱导的体内、外血管炎症，木犀草素可能通过抑制 NF－κB 介导的信号转导发挥治疗作用[40]。此外，木犀草素可通过阻断 NF－κB 和 AP－1 活化而抑制 LPS 诱导的小鼠肺泡细胞炎症。用木犀草素（1.25 μg/mL、2.50 μg/mL、5.00 μg/mL）预处理 LPS 诱导的 RAW264.7 细胞后，木犀草素剂量依赖性地抑制细胞内 NO、TNF－α、IL－1β 及 IL－6 的升高，表明木犀草素可以通过抑制炎症介质的释放发挥抗炎作用[41]。

连翘提取物及主要成分抗炎作用研究见表 5－1。

表 5-1　连翘提取物及主要成分抗炎作用研究

提取物/主要成分	炎症模型
甲醇提取物	醋酸致腹腔毛细血管通透性改变，角叉菜胶致大鼠足肿胀、大鼠棉球肉芽肿，LPS 致 RAW264.7 细胞炎症
乙酸乙酯部位	内毒素致大鼠急性肺损伤
乙醇提取物	二甲苯致小鼠耳肿胀、尘螨致 NC/Nga 小鼠过敏性皮炎
水提取物	角叉菜胶致大鼠足肿胀、鸡蛋清致大鼠足肿胀、LPS 致 BV-2 小胶质细胞炎症
挥发油	二甲苯致小鼠耳肿胀及小鼠腹腔毛细血管通透性亢进、角叉菜胶致大鼠足肿胀、鸡蛋清致大鼠足肿胀、角叉菜胶致大鼠胸膜炎、油酸致大鼠急性肺损伤及大鼠棉球肉芽肿
连翘酯苷 A	二甲苯致小鼠耳肿胀、卵清蛋白致肺组织病变、LPS 致 BV-2 小胶质细胞和初级小胶质细胞炎症、LPS 致小鼠急性肺损伤、LPS 致 RAW264.7 细胞炎症、LPS 致鸡法氏囊炎症
连翘酯苷 B	二甲苯致小鼠耳肿胀
连翘苷	二甲苯致小鼠耳肿胀、LPS 致 RAW264.7 细胞炎症、LPS 致斑马鱼炎症、金黄色葡萄球菌致人单核巨噬细胞炎症
连翘脂素	二甲苯致小鼠耳肿胀、LPS 致 BEAS-2B 细胞炎症、LPS 致 RAW264.7 细胞炎症
牛蒡子苷	LPS 致 RAW264.7 细胞炎症
牛蒡子苷元	角叉菜胶致小鼠足肿胀、花生四烯酸致小鼠耳肿胀、醋酸致扭体反应、醋酸致毛细血管通透性亢进、LPS 致人单核巨噬细胞炎症
槲皮素	卵清蛋白、氢氧化铝免疫化处理的 BALB/c 小鼠，LPS 致 RAW264.7 细胞炎症，LPS 致 BV-2 小胶质细胞炎症

提取物/主要成分	炎症模型
异槲皮素	卵清蛋白、氢氧化铝免疫化处理的 BALB/c 小鼠
芦丁	弗氏完全佐剂致大鼠关节炎、LPS 致 RAW264.7 细胞炎症
木犀草素	TNF-α 致 C57BL/6 小鼠体内、外血管炎症，LPS 致 RAW264.7 细胞炎症，LPS 致小鼠肺泡细胞炎症[42]

　　抗炎药物大多通过影响炎症过程中的某一个或多个环节发挥抗炎作用，相关研究显示连翘可以通过影响信号通路发挥抗炎功效，其中 NF-κB 通路、JAK-STAT 通路和 MAPK 通路占主导地位，调控着炎症过程中的多种酶及炎性介质的产生，构成了复杂的网络图。连翘主要通过影响体内相关信号通路以影响酶的活性和相关炎性介质的产生，进而发挥抗炎作用。此外，随着代谢组学在研究中药作用方面的不断发展，基于代谢组学的中药抗炎作用研究也逐渐成熟。研究表明，连翘主要通过影响与能量代谢、脂质代谢和蛋白质代谢相关的代谢物发挥抗炎作用，而通常炎症反应的发生依赖代谢和能量的再分配，因此，相关代谢组学研究也从其他方面证实连翘可能通过影响体内与炎症相关的代谢标志物而发挥抗炎作用[43]。

第二节　解热作用

　　连翘具有明显的解热作用。罗林等人[14]通过干酵母皮下注射和 LPS 腹腔注射建立大鼠发热模型以评价连翘挥发油的解热作用。结果显示：与模型组比较，连翘挥发油对干酵母致大鼠发热模型体温升高有抑制作用（$P < 0.01$），但其作用尚不及阿司

匹林强，两组对比有显著性差异（$P<0.01$）。此外，连翘挥发油对 LPS 致大鼠发热模型体温升高有抑制作用（$P<0.05$），但是连翘挥发油的起效不及阿司匹林快（$P<0.05$）。

袁岸等人[44]亦采用干酵母和 LPS 致大鼠发热模型探究了连翘提取物的解热作用。在干酵母致大鼠发热模型中，与模型组相比，连翘提取物高剂量组和阳性对照组大鼠在 7 小时时体温明显降低（$P<0.01$），10 小时时体温降低至接近正常值，连翘提取物高剂量组与阳性对照组没有显著性差异。在 LPS 致大鼠发热模型中，与模型组相比，整体上阳性对照组、连翘提取物高剂量组大鼠的体温变化小且呈降温趋势，1.5~4.5 小时的体温变化与模型组比较有显著性差异（$P<0.01$）。阳性对照组、连翘提取物高剂量组大鼠的体温比空白对照组体温低，但没有显著性差异。连翘提取物高剂量组与阳性对照组大鼠的体温变化没有显著性差异。

连翘提取物和连翘挥发油均能抑制 LPS 和干酵母导致的大鼠体温的上升，其作用机制可能与下丘脑体温调节中枢有关。党珏等人[45]采用干酵母致大鼠发热模型，测定大鼠的体温变化及下丘脑 cAMP 和 PGE2 的含量，对比观察连翘提取物和连翘挥发油的解热效应和机制。与模型组比较，连翘提取物组给药后 0.5~2.0 小时能显著抑制升温大鼠的体温上升（$P<0.01$ 或 $P<0.05$），与自身比较，连翘提取物组给药后 1~2 小时也能显著抑制升温大鼠的体温上升（$P<0.01$ 或 $P<0.05$）。此外，连翘提取物组能明显抑制大鼠下丘脑中的 cAMP、PGE2 含量的升高，连翘挥发油组也能明显抑制大鼠下丘脑中 cAMP 含量的升高。连翘提取物组与挥发油组比较，大鼠下丘脑中 cAMP、PGE2 含量无显著性差异（$P>0.05$）。实验结果提示 cAMP 和 PGE2 参与发热大鼠体温升高调控。连翘提取物和挥发油可降低模型组大鼠下丘脑 cAMP 和 PGE2 含量，表明其解热作用机制可能是降低大鼠下丘脑组织中 cAMP 和 PGE2 含量，使体温调定点下移。

通过对不同给药方式的研究，发现无论是采用静脉注射还是灌胃给药，连翘酯苷对副流感病毒致家兔发热模型有显著降低体温的作用，下丘脑中的 cAMP 水平也会随之下调[46~47]。

第三节　抗病原微生物作用

一、抗菌作用

连翘具有广谱抗菌能力，对多种革兰阳性菌和革兰阴性菌均有明显抑制作用。

中药成分复杂，不同极性溶剂提取的成分表现出不同的药理活性。对连翘而言，分别使用水、30％乙醇、50％乙醇、70％乙醇以及 90％乙醇做溶剂回流提取得到有效成分，运用纸片法，以抑菌圈大小作为参考指标，观察连翘提取物抑制大肠埃希菌（大肠杆菌）的效果。结果发现 50％乙醇提取物的抗菌作用最佳[48]。尚彩玲等人[49]也就连翘的不同溶剂提取物的抗菌作用进行了研究，实验同时对比了青翘和老翘在水和 75％乙醇条件下回流提取的有效成分的抗菌作用。结果表明，连翘提取物对金黄色葡萄球菌的抑制作用，青翘大于老翘，水提液大于醇提液，抗菌作用随含药量增加而增强，但不成正比关系。当含药量达 2.0 mg 时，青翘水提液和老翘水提液抗菌作用达到中度敏感。连翘提取物对大肠杆菌有明显的抑制作用，随含药量增加而增强，但不成正比关系，且强弱关系不明显。含药量达 1.0 mg 以上时，抗菌作用达中度敏感，并且青翘醇提液达到最大抑制作用，直径为 12.3 cm。从整体抗菌作用可以看出，醇提液大于水提液，青翘大于老翘。连翘对白色念珠菌也有抑制作用，基本上属于低度敏感，并且随含药量增加而增强，但不成正比关系，当含药量达到 2.0 mg 时，青翘醇提液和老翘醇提液抗菌作用达到中度敏感。总体上抗菌作用大小为：青翘醇提液＞老翘醇提液＞青翘水提液＞老翘水提液。结果表明醇提液对大肠杆菌和白色念珠菌的抑制作用强于水提液，在抑制金黄色葡萄球菌活性方面，水提液表现出更强的作用。并且不论是抑制以上哪种细菌的生长，青翘均要强于老翘。

此外，李仲兴等人[50]也对采收时间不同的两种饮片的抗菌作用进行了研究，将连翘分为青翘、老翘及青老混合连翘三种供试品，经回流提取后采用琼脂稀释法，用 M－H 琼脂进行连翘的定量抗菌实验。实验发现青翘对金黄色葡萄球菌和微球菌的抗菌作用好，对大肠杆菌有一定抗菌作用，而老翘对表皮葡萄球菌和微球菌抗菌作用好，两者对肠球菌的抗菌作用均较差。

除了采收时间会影响抗菌作用，不同的产地对连翘的抗菌作用也有一定的影响。陈瑾等人[51]分析了采自山西、河南、河北、陕西等地 16 批连翘药材，并且用大肠杆菌、枯草杆菌、金黄色葡萄球菌、白色念珠菌、肺炎双球菌来验证抗菌作用。结果表明连翘水煎液对大肠杆菌的抗菌作用最强的是山西晋城，且高度敏感；其次是平顺、绛县等，属于中度敏感。对金黄色葡萄球菌的抗菌作用从大到小依次是长治、绛县、晋城等，属于中度敏感。对肺炎双球菌的抗菌作用从大到小依次是太谷、左权、晋城等，属于中度敏感。对枯草杆菌的抗菌作用从大到小依次是绛县、左权、晋城等，属于中度敏感。对白色念珠菌的抗菌作用从大到小依次是晋城、左权、绛县等，仍属于中度敏感。整体而言，山西连翘水煎液抗菌作用优于其他产地。此外，也有研究对连翘配方颗粒和连翘传统煎剂的抗菌作用做了比较，发现配方颗粒对大肠杆菌、白喉棒状杆菌、乙型溶血性链球菌、铜绿假单胞菌和卡他球菌的抗菌作用明显优于连翘煎剂，而对金黄色葡萄球菌和甲型溶血性链球菌的抗菌作用大致相当[52]。

连翘挥发油亦有比较显著的抗菌作用。魏希颖等人[53]利用纸片法观察不同浓度连翘挥发油的抗菌作用，发现连翘挥发油对啤酒酵母、产黄青霉以及黑曲霉具有显著的抑制作用。Jiao等人[54]发现连翘挥发油对实验中选用的两株革兰阳性菌（金黄色葡萄球菌、枯草芽孢杆菌）、两株革兰阴性菌（大肠杆菌、铜绿假单胞菌）和两株真菌（白色念珠菌、黑曲霉）表现出广谱的抗菌作用，并且对革兰阳性菌的抑菌作用强于革兰阴性菌。其中黑曲霉最敏感，其最小抑菌浓度（MIC）为 $0.78 \sim 1.56$ mg/mL，铜绿假单胞菌表现出较强的耐药活性，其 MIC 为 $6.25 \sim 12.50$ mg/mL，通过酶辅助微波蒸馏法提取的连翘挥发油的抗菌作用要强于传统的微波提取和水蒸气蒸馏提取的。肖会敏等人[55]对连翘挥发油、层析后连翘挥发油及 β -蒎烯对 10 种菌株的抗菌作用进行比较，发现 β -蒎烯的抗菌作用优于层析后连翘挥发油和连翘挥发油，且抗菌作用随着 β -蒎烯的含量增加而增强。此外，有研究表明连翘挥发油通过改变细菌的膜通透性，从而对大肠杆菌和葡萄球菌均具有较强的抑制作用，作用强弱与浓度、作用时间成正相关关系，其机制可能是通过破坏大肠杆菌 28kDa 蛋白质、葡萄球菌 52kDa 蛋白质等细胞壁关键功能蛋白质，从而导致细胞内成分渗漏，特别是 K^+、Ca^{2+}、Na^+ 等电解质大量流失，使细胞死亡、微生物失活。不同产地对连翘挥发油的抗菌作用也有影响。魏珊等人[56]对采自陕西 6 个县市的 8 个样品提取挥发油后比较抗菌作用。实验表明，对大肠杆菌抗菌作用从大到小依次为晋城、太原等，对金黄色葡萄球菌抗菌作用以平顺、太原和晋城为佳，太原、安泽的连翘挥发油对肺炎双球菌抗菌作用较好，对枯草杆菌抗菌作用从大到小依次为绛县、长治和晋城等，对白色念珠菌抗菌作用从大到小依次为左权、长治和太原等。基于连翘挥发油能明显抑制金黄色葡萄球菌和大肠杆菌的特性，其也被用于食品的保鲜处理。研究表明，经连翘挥发油处理，圣女果的烂果率、失重率和维生素 C 含量的损失率可以大大降低，能有效保持圣女果的外观品质和货架寿命[57]。

抗生素一直以来都面临着细菌耐药的威胁，而中药抗菌具有不容易产生耐药性的特点。研究发现，连翘提取物在面对多重耐药大肠杆菌时，通过改变细菌 *AcrA* 基因的编码序列，能有效地抑制多重耐药大肠杆菌的生长，减弱其耐药性[58]。

在连翘众多的有效成分当中，具体是哪些成分发挥抗菌作用也是科学家们研究的一个方向。有研究通过建立连翘指纹图谱与抗菌作用之间的谱效关系[59]，进而探索连翘抗菌的主要活性成分。首先用 HPLC 研究不同产地连翘提取物的指纹图谱，然后通过了解抑制金黄色葡萄球菌活性的程度来比较不同产地连翘的抗菌作用差异，采用主成分、双变量相关、多元线性回归等方法分析连翘的谱效关系，研究连翘酯苷 A、咖啡酸、连翘苷和连翘脂素含量与连翘抑制金黄色葡萄球菌活性能力之间存在的关联性。

连翘酯苷体外抗菌实验发现其能较好地抑制金黄色葡萄球菌、停乳链球菌、无乳链球菌，体内实验发现 10 mg/kg 的剂量对金黄色葡萄球菌感染的治愈效果好，对停乳链球菌感染的治愈效果较好，2.5 mg/kg 剂量也能达到一定的治愈效果。对铜绿假单胞菌、大肠杆菌所致感染的体内、外实验也表明连翘酯苷对其有治愈效果，可降低动物死亡率[47]。牛新华等人[60]通过体外实验研究发现连翘酯苷对白色葡萄球菌、甲型链球菌、乙型链球菌均有明显的体外抗菌作用。

在对连翘苷的研究中发现，其对表皮葡萄球菌生物膜的初始黏附阶段无抑制作用，对生物膜的代谢和生物膜形态均有显著影响[61]。有学者通过微量稀释法检测连翘苷对铜绿假单胞菌的 MIC、结晶紫染色法检测连翘苷对铜绿假单胞菌生物膜的最小抑膜浓度

（SMIC），发现连翘苷对铜绿假单胞菌有较强的抑制作用[62]。

二、抗病毒作用

连翘抗病毒疗效显著。在对呼吸道合胞病毒（RSV）的作用研究中，田文静等人[63]观察了连翘提取液对 RSV 引起的细胞病变的抑制作用，结果显示连翘提取液抗 RSV 的半数有效浓度（EC_{50}）为 0.15 mg/mL，于感染病毒后 0 小时、2 小时、4 小时、6 小时、8 小时加入连翘提取液可以显著抑制 RSV 的活性。其作用机制可能是抑制合胞体的形成。此外，经水提醇沉、大孔吸附树脂柱层析的方法分离得到连翘抗病毒有效成分 LC-4，采用细胞病变效应观察法和中性红实验法，以利巴韦林为阳性药，测定 LC-4 在最大无毒浓度下在 Hela 细胞中对 RSV 的治疗作用。结果显示，LC-4 和利巴韦林的 EC_{50} 分别为 2.11 $\mu g/mL$、12.90 $\mu g/mL$，并且 LC-4 和利巴韦林分别在浓度为 31.25～3.91 $\mu g/mL$ 和 48.00～17.28 $\mu g/mL$ 时对 RSV 存在预防作用。该实验表明 LC-4 可明显抑制 RSV 在细胞内的复制，无论是在病毒复制的早期还是在中晚期，LC-4 都表现出一定的抑制作用[64]。胡克杰等人[65]通过实验表明了连翘酯苷对 RSV 也有一定的抑制作用，MIC 为 0.39 mg/mL。

腺病毒属于双链 DNA 病毒，无包膜病毒群，主要在细胞核内繁殖，常可引起机体上呼吸道、消化道及眼部上皮细胞感染。胡克杰等人研究发现，连翘酯苷对实验所选的腺病毒 3 型和 7 型有一定的抑制作用，MIC 均为 1.56 mg/mL。

流行性感冒病毒简称流感病毒，是正黏病毒科（Orthomyxoviridae）的代表种，包括人流感病毒和动物流感病毒，人流感病毒分为甲（A）、乙（B）、丙（C）三型，是流行性感冒（流感）的病原体。人流感主要由甲型流感病毒和乙型流感病毒引起。药理研究结果表明，连翘具有抗甲型流感病毒作用，在应对由甲型及其他两型流感病毒引发的流感方面效果显著。段林建等人[66]研究发现，连翘苷可以抑制甲型流感病毒NP基因转染后的表达。连翘在临床上治疗甲型流感时多用在复方和中成药中，如银翘散、金莲清热泡腾片、连花清瘟胶囊等均含有连翘成分，这些温病方药抗流感病毒的作用机制表现为抗病毒、抗炎、解热、免疫调节等综合作用。研究表明[67]，连花清瘟胶囊治疗甲型H1N1流感的作用机制主要为减弱MAPK信号转导和减少病毒核糖核蛋白输出。银翘散具有良好的抗流感病毒作用。研究表明[68]，银翘散在治疗流感病毒性肺炎小鼠时具有一定的症状改善作用，其作用机制与调节NF-κB p65和TLR4的表达有关。付萍等人研究抗病毒滴丸在体内、体外的抗病毒作用时，发现抗病毒滴丸在5~10 g/kg时亦具有较明显的抗流感病毒的作用。以连翘、板蓝根、金银花等提取物与薰衣草精油混合配成蓝草空气消毒乳剂进行抗病毒实验，能对流感病毒FMI株和肠道病毒ECHO11株的致细胞病变起到抑制和延缓作用。有研究表明，银翘柴桂颗粒具有一定的体内抗甲型流感病毒作用。周雪梦等人[69]对清开灵和双黄连口服液在体内抗禽流感病毒的作用进行研究，结果显示其具有显著的抗禽流感病毒作用。

疱疹病毒是一群有包膜的DNA病毒，生物学特性相似，归类为疱疹病毒科。目前总共发现了100多种，可以分为α、β、γ三大类（亚科）。其感染宿主广泛，主要侵害皮肤、黏膜以及神经组织，严重影响着人及其他动物的健康。连翘可以用于各种类型疱疹病毒感染的治疗。刘颖娟等人[70]采用细胞培养与MTT法，对比研究连翘不同部位有效成分抗单纯疱疹病毒的作用。实验结果表明，连翘4个部位的有效成分均可在不同程度上阻断和抑制病毒复制。张丹丹等人[71]用细胞病变效应观察法和MTT法，检测在抗人巨细胞病毒方面连翘、槲皮素的最小有效浓度，并与药物更昔洛韦进行比较。结果显示，更昔洛韦、连翘及槲皮素的治疗指数分别为 1、1、100，槲皮素抗人巨细胞病毒效果大大高于更昔洛韦和连翘，细胞毒性与连翘相同、比更昔洛韦低。这为连翘，尤其是槲皮素体外抗人巨细胞病毒作用方面增加了又一佐证。在临床应用中，连翘属于治疗疱疹病毒的常用药物之一，常与其他药物配伍使用。孙民权[72]以中药"排毒饮"（处方：银花、连翘、地丁草、蒲公英、大青叶、防风、鱼腥草、赤芍、柴胡、当归、蝉衣、丹皮、木贼草）治疗单纯疱疹病毒性角膜炎，同时配合局部点用利福平滴眼液、病毒灵滴眼液等，总有效率为 94.5%。张利华和朱建芳[73]采用连翘、金银花、黄芩（2∶2∶1）提取物与 20% 浓度双黄连精制而成的中药抗病毒滴眼液，对上述病症也有很高的治愈率。另有报道[74]，对 57 例宫内感染单纯疱疹病毒 IgM-阳性孕妇病例以连翘、金银花、黄芩、贯众、白花蛇舌草、荆芥、生甘草等为主方进行治疗，39 例采用干扰素和阿昔洛韦治疗。结果显示，57 例用中药治疗病例的总有效率为 92.5%，而用干扰素和阿昔洛韦治疗病例的总有效率为 78.9 %，说明以连翘等中药治疗宫内感染单纯疱疹病毒 IgM-阳性病例安全、有效、可行。

连翘还具有抗乙型脑炎病毒的作用。以白纹伊蚊 C6/C3 细胞为宿主细胞、阿昔洛韦做阳性对照，洪文艳等人[75]采用细胞病变效应观察法和改良 MTT 法，了解连翘提取液对乙型脑类病毒的吸附作用和复制增殖的影响。结果显示，连翘提取液具有抗乙型脑炎病毒吸附细胞的作用，也能抑制病毒在细胞内复制增殖。说明连翘提取液在体外细胞模型中有较好的抗乙型脑炎病毒作用，作用机制可能跟抑制感染病毒的吸附和细胞内复制有关。

连翘主要提取物及主要成分抗病原微生物研究见表 5-2。

表 5-2 连翘主要提取物及主要成分抗病原微生物研究

病原微生物	类型	连翘醇提物	连翘水提物	连翘挥发油	连翘酯苷 A	连翘苷
金黄色葡萄球菌	革兰阳性菌	+	+	+	+	
白色葡萄球菌	革兰阳性菌				+	
表皮葡萄球菌	革兰阳性菌		+			+
微球菌	革兰阳性菌		+			
肺炎链球菌	革兰阳性菌			+		
停乳链球菌	革兰阳性菌				+	
无乳链球菌	革兰阳性菌				+	
甲型溶血性链球菌	革兰阳性菌		+		+	
乙型溶血性链球菌	革兰阳性菌		+	+	+	
肠球菌	革兰阳性菌		-			
枯草杆菌	革兰阳性菌		+	+		
白喉棒状杆菌	革兰阳性菌		+			
大肠杆菌	革兰阴性菌	+	+	+	+	
小肠结肠耶尔森菌	革兰阴性菌			+		

病原微生物	类型	连翘醇提物	连翘水提物	连翘挥发油	连翘酯苷A	连翘苷
肺炎克雷伯菌	革兰阴性菌			+		
流感嗜血杆菌	革兰阴性菌			+		
福氏痢疾杆菌	革兰阴性菌			+		
铜绿假单胞菌	革兰阴性菌		+	+	+	+
伤寒沙门氏菌	革兰阴性菌			+		
卡他球菌	革兰阴性菌		+			
白色念珠菌	真菌		−	+		
黑曲霉	真菌			+		
啤酒酵母	真菌			+		
产黄青霉	真菌			+		
腺病毒	DNA病毒				+	
单纯疱疹病毒	DNA病毒		+			
人巨细胞病毒	DNA病毒		+			
呼吸道合胞病毒	RNA病毒		+		+	
甲型流感病毒	RNA病毒					+
乙型脑炎病毒	RNA病毒		+			

注："+"为文献中记载有较好的抑制作用。"−"为文献中记载有一定的抑制作用。

连翘有广谱的抗病原微生物的作用，其中以连翘水提物和连翘挥发油作用较好。从表5-2可以看出，连翘水提物在抗细菌方面，对革兰阳性菌的作用强于革兰阴性菌，连翘挥发油的抗菌谱要广于水提物，其对革兰阳性菌和革兰阴性菌都比较敏感，而且也具有比水提物更好的抗真菌作用。连翘提取物在抗病毒方面的作用要优于挥发油。连翘的主要成分中连翘酯苷A和连翘苷的抗病原微生物作用被研究得比较多，并且表现出与连翘水提物相似的作用特点。但是，目前对连翘抗病原微生物作用的研究还集中于体外实验，机制研究也不够深入，有待进一步加强。此外，连翘含多种活性成分，目前的研究也主要集中于连翘酯苷A和连翘苷，对其他成分的研究也应该是一个重要的方向。

连翘在临床上主要用于治疗风热外感、温病发热，这类病证跟现代医学中细菌、病毒等引起的感冒有很多相通之处。《中华人民共和国药典（2020年版）》中也收载了几十种含连翘的清热解毒、疏散风热的中成药，从其制备工艺中可以看到，有些制剂以连翘提取物为主，有些制剂选用了连翘的提取物和挥发油。从文献研究中可看出，连翘的水提物和挥发油在抗病原微生物方面表现出互补的作用，其是否可以作为含连翘中成药制备工艺研究的一个重点，值得探讨。

第四节　抗肿瘤作用

连翘的抗肿瘤作用与其清热解毒、消肿散结的功效相关。临床上常把连翘与其他中药配伍，用于治疗头颈部肿瘤、食管癌、胃癌、乳腺癌、宫颈癌、白血病等疾病。目前连翘抗肿瘤作用的成分研究主要集中在醇提物或水提醇沉物，其都能抑制肿瘤细胞增殖和诱导细胞凋亡。

连翘的醇提物对多种肿瘤细胞具有明显的抑制作用。胡文静等人[76]发现连翘醇提物体外对人肝癌细胞株 SMMC－7721、人肠癌细胞株 LOVO、人胃低分化腺癌细胞株 BGC－823 和小鼠 H_{22} 肝癌细胞均具有明显的抑制作用，半数抑制浓度 IC_{50} 分别为 1.03 mg/mL、2.40 mg/mL、1.18 mg/mL、0.73 mg/mL。高、低剂量组体内对 H_{22} 肝癌小鼠抑瘤率分别为 53.24%、35.25%，显示连翘醇提物体内、外均具有显著的抗肿瘤活性。张明远等人[77]使用连翘醇提物（450 mg/kg、900 mg/kg）对 H_{22} 肝癌小鼠进行了进一步实验，发现不同剂量连翘能不同程度地抑制小鼠 H_{22} 肝癌细胞的生长、增加机体的 TNF－α 和 IL－8 含量，即可能通过促进免疫细胞增殖生长、增强机体免疫来间接发挥抗肿瘤作用。许萍等人[78]发现连翘醇提物对 BGC－823 细胞 24 小时、48 小时 和 72 小时均有明显抑制作用，且其作用成明显的时效和量效关系，其抑制增殖作用的机制可能与诱导肿瘤细胞凋亡有关。刘广遐等人[79]用 CCK8 法检测原代肿瘤细胞对连翘醇提物及化疗药的药物敏感性，提取细胞 RNA，用荧光定量逆转录聚合酶链反应（RT－PCR）法检测连翘醇提物对凋亡相关蛋白 Survivin mRNA、Bcl－2 mRNA 表达的作用。实验结果表明连翘醇提物对部分细胞系及原代细胞中凋亡相关蛋白 Survivin mRNA、Bcl－2 mRNA 的表达有下调作用，表明连翘醇提物对原代肿瘤有一定的抗肿瘤作用。

为进一步了解连翘醇提物中发挥抗肿瘤作用的成分，有研究通过 MTT 比色法观察了连翘苷、连翘脂素、表松脂素对人胃癌细胞株 SGC－7901 的生长抑制情况。实验表明，连翘脂素和表松脂素有一定的抑制作用，IC_{50} 为 300 μg/mL、379 μg/mL，而连翘苷不明显。孙婧和章斌[80]的研究显示，连翘三萜类化合物达玛－24－烯－3β－乙酰氧基－20s－醇和安博立酸对 5 种人消化道肿瘤细胞株 MKN－45、MKN－28、SGC－7901、PNAC－1、HepG－2 具有较好的抑制作用。其中安博立酸对 SGC－7901 有较好的增殖抑制作用，并可以诱导细胞凋亡和调节细胞周期[81]。连翘总黄酮能抑制胃癌细胞株 MGC80-3 的增殖和集落形成，其分子机制可能是连翘总黄酮通过下调 mTOR 的蛋白水平，上调 Bax、细胞自噬因子 Beclin 1 以及 LC3 Ⅱ 的表达水平，促进细胞自噬性死亡，进而抑制 MGC80-3 的存活。

大多数抗癌药通过诱导细胞凋亡发挥其抗癌效应。研究表明，连翘水提醇沉物对人胃癌细胞株 BGC-823 有抑制增殖和促进凋亡的作用，且其作用成明显的时效和量效关系。郭东北等人[82]在连翘水提醇沉物 LQ-4 对 SGC-7901 体外促凋亡作用的研究中发现，LQ-4 对 SGC-7901 体外增殖的抑制作用成明显的时效和量效关系。AO-EB 染色结果表明 LQ-4 处理后细胞出现明显凋亡，阴性对照组细胞形态完好。透射电镜结果表明，SGC-7901 在 LQ-4 处理后出现典型凋亡细胞形态改变。流式细胞术分析结果表明，SGC-7901 在 LQ-4 处理前后细胞凋亡率发生改变，表明 LQ-4 体外能明显抑制 SGC-7901 增殖并诱导其发生凋亡，具有明显的抗肿瘤作用。此外，LQ-4 体外还能明显抑制 Hela 细胞的增殖并可诱导其凋亡，其机制可能与 Caspase-8 蛋白酶原裂解有关。

连翘的有效成分不仅具有抗肿瘤的作用，还能在化疗药物治疗的同时，减轻伴随产生的副作用。有文献报道，连翘酯苷能对顺铂导致的豚鼠耳毒性损伤起到改善作用，赵安未等人[83]对其改善作用及作用机制进行了探讨。豚鼠耳蜗组织 p-Akt 蛋白表达比较结果显示：与正常组比较，顺铂组豚鼠耳蜗 p-Akt 蛋白表达水平显著降低（$P<0.01$）；与顺铂组比较，连翘酯苷组 p-Akt 蛋白表达水平明显升高（$P<0.05$）。这表明连翘酯苷对顺铂致耳毒性损伤的改善作用机制可能与上调 p-Akt 蛋白表达有关。

第五节　抗氧化作用

连翘具有抗氧化作用，对其抗氧化成分及抗氧化机制也多有研究。通过自由基产生系统研究发现，连翘能防止酶催化或无酶催化的细胞膜脂质过氧化，在一定程度上可促进连翘的抗炎作用。连翘中的高极性苷类成分和低极性苷类成分具有体外抗氧化作用。前者清除自由基和抑制自由基所致的丙二醛生成，减少红细胞溶血，减轻肝线粒体的膨胀；后者可防止细胞膜脂质过氧化，维持细胞膜完整性。

通过对连翘有效部位的研究发现，连翘水提物的体外抗氧化活性不及醇提物，并且连翘醇提物的抗氧化性比紫花地丁、鱼腥草、蒲公英、板蓝根、黄连等药材强。吴宿慧等人[84]在研究清热解毒中药的体外抗氧化活性时发现连翘的抗氧化活性不仅较其他清热解毒药物强，也优于阳性药物维生素 E 的抗氧化活性。涂秋云等人[85]亦研究了连翘醇提物的抗氧化作用，采用分光光度法研究连翘醇提物清除脂自由基、羟基自由基、超氧阴离子自由基的效果，探讨连翘醇提物的抗氧化能力随时间、上样质量浓度不同而变化的规律。结果表明连翘醇提物能够清除脂自由基，抑制油脂氧化，可有效清除羟基自由基和超氧阴离子自由基，其 EC_{50} 分别为 1.2 mg/mL 和 100.0 μg/mL。相同条件下连翘醇提物清除自由基的能力强于对照品叔丁基对羟基茴香醚（BHA）。该课题组还研究了连翘木脂素对脑缺血再灌注小鼠的保护作用[86]。结果表明，小鼠脑缺血再灌注后血浆中超氧化物歧化酶（SOD）活性降低、丙二醛（MDA）含量升高、降钙素基因相关肽（CGRP）含量降低，连翘木脂素治疗组血浆 SOD 活性增强、MDA 含量降低、CGRP 含量升高，表明自由基形成和脂质过氧化是小鼠脑缺血再灌注损伤的重要病理过程之一，连翘木脂素对脑缺血再灌注损伤具有治疗作用，其作用机制可能与调节 CGRP 的表达有关。张立伟等人[87]使用大孔树脂对连翘有效成分连翘酯苷进行了分离提取，利用邻菲罗啉、鲁米诺化学发光法以及 NBT 法研究了连翘提取物（含 60％连翘酯苷）对活性氧的清除作用。实验结果表明连翘提取物对活性氧具有较强的清除能力。猪油体系验证表明连翘提取物对猪油体系确实具有清除自由基的功效，能延长猪油保存期，同时研究还发现磷酸、酒石酸、柠檬酸对连翘提取物的活性具有增效作用，其效果比 BHA 略强。这些结果都提示连翘可以作为一种天然高效抗氧化剂加以开发。

连翘挥发油也具有相当的抗氧化作用。顾仁勇等人[88]将连翘挥发油加入新鲜猪油里，每 3 天取样测定油脂的过氧化值，其表现出较好的抗氧化能力。有研究用 DPPH 法和邻苯三酚自氧化法测定连翘挥发油抗氧化活性，发现其对有机自由基和超氧阴离子自由基均有显著清除作用，清除率可达 90％以上。

随着研究的深入，对连翘抗氧化的主要成分的研究也逐渐增多，目前测得连翘的抗氧化成分主要有连翘苷、连翘酯苷、forsythialan A 等。赵咏梅等人[89]研究发现连翘苷能有效清除超氧阴离子自由基、羟基自由基，同时电泳结果表明，连翘苷对脂质自由基引起的 DNA 氧化损伤有一定的修复作用。除了体外实验，该实验组还研究了连翘苷在降血脂的同时对营养性高脂血症 ICR 小鼠的机体抗氧化能力的影响[90]，发现其具有较好的抗氧化能力，可抑制氧化产物丙二醛（MDA）的积累，促进过氧化物酶（POD）和过氧化氢酶（CAT）活性增强。研究表明，连翘通过对酶系统［SOD、CAT、谷胱甘肽过氧化物酶（GSA－Px）等］的调控和非酶系统水平的改善产生抗氧化作用。

颜礼有等人[91]通过小鼠颈部皮下注射 D－半乳糖复制小鼠衰老模型，以验证连翘苷的抗衰老作用。实验结果发现，与模型组比较，连翘苷高、中、低剂量组小鼠增质量率升高，脾脏指数升高；连翘苷高、中剂量组小鼠血清、肝组织中的 SOD、GSH-Px、总抗氧化能力（T-AOC）活性增强，MDA 含量减少；连翘苷高、中、低剂量组小鼠脑组织 B 型单氨氧化酶（MAO-B）活性减弱；连翘苷高、中剂量组小鼠脑组织 MDA含量减少。这表明连翘苷对衰老模型小鼠具有较好的抗衰老作用。

连翘酯苷也有较好的抗氧化作用。巫国贵等人[92]通过建立无氧运动模型，研究不同剂量连翘酯苷对无氧运动大鼠骨骼肌自由基代谢和运动能力的影响。实验对比发现运动力竭的大鼠SOD、CAT 和 GSH-Px 活性降低，MDA 含量升高，补充一定剂量的连翘酯苷能保证无氧运动后大鼠骨骼肌 SOD 等抗氧化酶活性保持在一定水平，这对增强大鼠运动能力具有重要意义。此外，有研究表明，采用清除有机自由基法评价连翘不同成分的抗氧化作用时，连翘酯苷的抗氧化能力要优于连翘苷。

第六节　调节免疫作用

傅颖珺等人[93]采用大鼠 30%体表面积Ⅲ度烧伤模型以考察连翘的调节免疫作用。实验采用连翘水煎液（1.25 g/kg、2.50 g/kg、5.00 g/kg）灌胃 30%体表面积Ⅲ度烧伤的大鼠，结果表明连翘能明显降低外周血 CD4＋CD25＋T 细胞（Treg）水平，可以逆转严重烧伤对机体免疫系统的抑制作用，表明连翘具有免疫调节作用，其机制可能与其调节 Foxp3 表达有关。另外，通过小鼠碳粒吞噬能力、迟发型超敏反应和常压缺氧条件下小鼠存活时间的实验，研究发现连翘苷能提高小鼠吞噬碳粒的能力，吞噬指数和吞噬百分率增加，减轻小鼠迟发超敏反应时两耳重量之差，延长小鼠在常压缺氧条件下的存活时间，表明连翘苷可调节特异性免疫功能并有一定抗应激能力[94]。

连翘酯苷对于巨噬细胞免疫功能的调节作用包括多个方面，是十分复杂的。连翘酯苷对 RAW264.7 细胞增殖、分泌 NO 和 TNF-α 及吞噬功能都有影响，结果提示这可能是连翘酯苷调节细胞免疫功能的机制之一[95]。

第七节 镇吐止呕作用

连翘镇吐止呕作用虽少见，但临床也有报道，其主要用于胃热及湿热所致呕吐。聂克和朱学萍[96]分别以中枢性催吐剂阿扑吗啡、顺铂及外周性催吐剂硫酸铜建立大鼠异食癖模型，以大鼠摄食高岭土量作为其恶心呕吐程度的指标，观察连翘的镇吐止呕作用。结果发现三种经典催吐剂均可使大鼠摄食高岭土量显著增加。灌胃连翘水煎液后可显著抑制大鼠摄食高岭土并改善一般状况，说明连翘具有良好的防治恶心呕吐作用，其止呕机制可能涉及中枢和外周多重机制。该课题组亦发现连翘能够延长以上三种催吐剂所致的水貂呕吐的潜伏期，减少干呕次数[97]。此外，在观察连翘对豚鼠离体回肠运动影响的研究中，研究发现连翘能够抑制离体回肠的自发活动，表现为收缩张力降低，并成剂量依赖性关系。乙酰胆碱、组织胺、5-羟色胺（5-HT）能够兴奋肠管，使张力升高、振幅变大，连翘高（10 g/L）、中（5 g/L）、低（2 g/L）剂量均能抑制以上 3 种工具药所致肠管收缩，降低其收缩张力和振幅，但对频率无明显影响。多巴胺能够抑制肠管收缩，表现为张力降低、振幅变小，连翘高、中剂量能够拮抗多巴胺的肠管松弛作用，使张力升高、振幅变大；连翘低剂量能够进一步使张力降低，但使振幅增大。结果表明连翘可以抑制豚鼠回肠运动，表现出双向调节的作用趋势，其机制可能跟阻断肠平滑肌上的 M 受体、H_1 受体、5-HT 受体和 D_2 受体有关，也可能是对肠管的直接抑制作用。连翘成分复杂，其成分与靶点之间的关系值得进一步研究[98]。

另外，对于其他呕吐的动物模型，连翘亦有止吐作用。连翘水煎液灌胃洋地黄静脉注射导致的家鸽呕吐模型，可减少呕吐次数，效果与注射氯丙嗪 2 小时后作用相似。对于皮下注射阿扑吗啡引起的犬呕吐模型，连翘（5 g/kg）也可减少呕吐次数，延长潜伏期，机制可能与作用于延脑的催吐化学感受区有关。

第八节　神经保护作用

近年的研究发现，连翘可明显提高脑缺血及自然衰老小鼠等痴呆动物模型的学习记忆能力，表现出一定的神经保护作用。其机制可能与连翘抗氧化、抗炎等作用有关。其中以连翘酯苷的研究为主。

杨久山等人[99]研究了连翘酯苷对东莨菪碱小鼠模型学习记忆的影响，并探讨其作用机制。在造模给药后，实验检测了连翘酯苷对东莨菪碱小鼠模型 SOD、MDA、单胺氧化酶（MAO）的影响。结果发现连翘酯苷显著增加安全期时间比例，显著降低东莨菪碱小鼠模型大脑皮层和海马乙酰胆碱酯酶（AchE）活性，并能显著升高东莨菪碱小鼠模型海马磷酸化细胞外信号调节激酶（P-ERK）含量。此外，连翘酯苷还能显著升高小鼠大脑皮层和海马 SOD 活性、降低 MDA 含量和 MAO 活性。结果表明连翘酯苷可提高东莨菪碱小鼠模型的学习记忆能力，其机制可能与降低小鼠大脑皮层 AchE 活性、促进环磷酸腺苷（cAMP）表达、活化细胞外信号调节激酶（ERK）及抗氧化有关。王忆杭等人[100]对连翘酯苷改善复合式老年痴呆（AD）小鼠模型学习记忆能力及其作用机制进行了研究。实验采用 β 淀粉样蛋白损伤自然衰老小鼠建立一种新的复合式 AD 小鼠模型，观察连翘酯苷对小鼠学习记忆障碍的改善作用，并对其机制进行初步探讨。结果显示，水迷宫实验中连翘酯苷可显著改善小鼠的学习记忆能力。同时，连翘酯苷能降低 TNF$-\alpha$、IL-1 的含量，抑制胶质纤维酸性蛋白（GFAP）表达，提高乙酰胆碱转移酶（ChAT）、SOD 活力，降低 AchE 活性及 MDA 的含量。这表明连翘酯苷对复合式 AD 动物模型学习记忆的改善作用可能与抑制脑内炎症反应，调节胆碱能系统、抗氧化作用等有关。李长禄等人[101]也研究了连翘酯苷改善 AD 动物模型的学习记忆作用。实验也发现连翘酯苷能明显改善动物模型学习记忆能力，同时，连翘酯苷能降低模型动物脑组织海马和皮层 AchE 活力，提高 SOD 和 ChAT 活力，并且降低皮层中 MDA 含量和 MAO 活性。

在动物模型上连翘酯苷表现出了比较好的神经保护作用，在细胞水平上也同样证实了相同的药理活性。孙秀萍等人[102]研究了连翘酯苷对 PC12 细胞增殖及其损伤模型的影响。连翘酯苷可提高 PC12 细胞存活率，提高谷氨酸、低糖低血清及 $A\beta_{25\sim35}$ 致 PC12 细胞损伤模型的存活率，并呈现一定的量效关系。连翘酯苷（0.1 $\mu mol/L$、1.0 $\mu mol/L$）可降低 $A\beta_{25\sim35}$ 引起的 PC12 细胞的凋亡率，表明连翘酯苷在体外实验中具有神经细胞保护作用。林利霞等人[103]研究了连翘酯苷 A 对 $A\beta_{25\sim35}$ 聚集体引起的神经损伤的改善作用。实验结果表明，与 $A\beta_{25\sim35}$ 聚集体损伤模型相比，连翘酯苷 A 组细胞存活率显著提高，细胞形态明显好转，NO 的释放量也被明显抑制，表明连翘酯苷 A 能够抑制 $A\beta_{25\sim35}$ 引起的神经损伤，具有一定的神经保护作用。

连翘苷也被报道具有明显的神经保护作用。张美蓉等人[104]研究了连翘苷对 1$-$甲基$-$4$-$苯基吡啶离子（MPP$^+$）诱导人神经母细胞株 SH-SY5Y 细胞损伤的保护作用。连翘苷在 $1 \sim 100~\mu mol/L$ 浓度范围内不影响 SH-SY5Y 细胞存活率。与正常对照组相比，MPP^+ 损伤模型组噻唑蓝（MTT）代谢率明显降低，乳酸脱氢酶（LDH）漏出率显著增加；与模型组相比，连翘苷各组细胞活性显著升高，LDH 漏出率明显降低。这表明连翘苷对 MPP^+ 诱导的 SH-SY5Y 细胞损伤具有保护作用。

此外，连翘也被报道对脑缺血损伤能发挥神经保护作用。涂秋云等人[105]观察了连翘木脂素对脑缺血再灌注小鼠海马 CA1 区内皮素 3 表达的影响。结果显示假手术组海马 CA1 区可见少量散在分布的内皮素 3 和 GFAP 免疫阳性细胞，与假手术组相比，脑缺血再灌注组各时间点免疫阳性细胞数明显增多，在 5 天时内皮素 3 和 GFAP 免疫阳性细胞数达高峰，连翘木脂素组海马 CA1 区内皮素 3 和 GFAP 免疫阳性细胞数比缺血再灌注组明显减少。内皮素 3 是脑缺血再灌注神经损伤过程中的一个致病因子，胶质细胞激活参与了脑缺血再灌注损伤的病理过程，连翘木脂素可能通过清除脑缺血再灌注时产生的氧自由基，减少海马内皮素 3 的表达和胶质细胞激活，对脑缺血再灌注损伤发挥神经保护作用。

第九节　保肝作用

肝脏是身体内以代谢功能为主的一个器官，并在身体里面起着去氧化、储存肝糖、合成分泌性蛋白质等作用。药物、酒精、不良饮食和生活习惯等诸多因素都可导致肝脏的损伤。研究发现连翘具有保肝作用。冯芹等人[106]研究了连翘苷元对四氯化碳（CCl_4）诱导的大鼠急性肝损伤的保护作用。结果显示，在 CCl_4

诱导的急性肝损伤大鼠模型中，连翘苷元（0.05 mg/kg、0.15 mg/kg、0.50 mg/kg，皮下注射）可明显降低血清谷丙转氨酶（ALT）、谷草转氨酶（AST）和总胆红素（TBIL）水平，明显改善肝脏病理组织状况；连翘苷元（0.05 mg/kg、0.15 mg/kg、0.50 mg/kg，皮下注射）可明显降低肝组织匀浆中 MDA 含量，明显增加 SOD、GSH－Px 和谷胱甘肽（GSH）的活性；连翘苷元（0.15 mg/kg、0.50 mg/kg，皮下注射）可明显降低 TNF－α、IL－8 含量。这表明连翘苷元对 CCl_4 诱导的急性肝损伤大鼠模型具有保护作用，该作用与其增加肝组织中抗氧化酶的活性，降低脂质过氧化水平，降低促炎因子 TNF－α、IL－8 等的水平有关。

肝纤维化是一种疾病状态，是各种慢性肝脏疾病发展为肝硬化的前期过程。对肝纤维化的有效治疗能够降低肝硬化的发病率，提高患者生活质量。连翘对免疫性肝纤维化有较好的治疗作用。王恩力等人[107]研究了连翘苷元对牛血清蛋白诱导的免疫性肝纤维化大鼠模型的影响。结果发现连翘苷元能够显著降低肝纤维化大鼠血清透明质酸（HA）、层黏连蛋白（LN）、Ⅳ型胶原（Ⅳ－C）和Ⅲ型前胶原（PCⅢ）的水平，降低肝脏质量和肝脏系数，降低肝脏羟脯氨酸（Hyp）水平，减轻肝纤维化程度。Hu 等人[108]研究了连翘脂素对炎症性肝纤维化的治疗作用。结果表明，连翘脂素可通过抑制 LPS 诱导的炎症反应从而抑制 LX2 细胞的活化和纤维化细胞因子的表达。此外，分子对接结果表明，连翘脂素能与 TLR4、MyD88、IKKβ、p65、IκBα 和 TAK1 蛋白成功对接。Western Blot 和实时荧光定量多聚核苷酸链式反应（qRT－PCR）结果进一步证明连翘脂素可以抑制 TLR4、MyD88、NF－κB 信号通路中的蛋白表达，这与分子对接结果一致。这提示连翘脂素可通过 TLR4－MyD88－NF－κB 信号通路抑制 LPS 诱导的炎症反应和 LX2 细胞活化，从而抑制肝纤维化。

酒精是肝细胞损伤的一个危险因素，也是导致肝脏疾病的一个非常重要的原因，长期大量饮酒会引起肝细胞损伤、纤维化，甚至酒精性肝硬化。越来越多的研究表明，氧化应激在酒精性肝疾病的发生发展中发挥着重要作用。连翘苷对酒精性肝损伤有保护作用。刘银华等人[109]用人正常肝细胞株 LO2 研究连翘苷对酒精性肝损伤细胞的保护作用。结果显示：连翘苷减轻酒精诱导的细胞肝损伤具有浓度依赖性。此外，4'，6－二脒基－2－苯基吲哚（DAPI）染色结果表明连翘苷能够显著逆转酒精诱导的肝细胞核浓缩及核碎裂现象，细胞凋亡相关蛋白 PARP 和 caspase 3 的表达也被显著抑制。实验表明连翘苷通过抑制肝细胞凋亡在酒精性肝损伤中发挥保护作用。

第十节　心血管系统保护作用

连翘具有抗炎、清除自由基、抗氧化等功效，这些功效都对心血管系统有一定的保护作用。周楠茜等人[110]研究了连翘对动脉粥样硬化（AS）模型大鼠的治疗作用及作用机制，实验发现连翘苷可减少 AS 斑块面积，提高动脉舒缩功能，将死血管组织间黏附因子、血管细胞间黏附因子－1、白介素－1 和白介素－6 的含量降低，增加大鼠组织 NO、SOD 含量并减少 MDA 含量，并且降低血管组织 NHE－1 的蛋白和基因表达。提示连翘苷可能通过降低 NHE－1 的蛋白和基因表达减少机体氧化应激，进一步降低 AS 相关炎症因子水平，从而起到治疗 AS 的作用。

连翘苷还能降血脂，其能降低营养性高脂血症小鼠血浆中三酰甘油（TG）、总胆固醇（TC）、低密度脂蛋白胆固醇（LDL－C）水平，提升高密度脂蛋白胆固醇（HDL－C）水平，起到降血脂的作用[90]。

此外，齐墩果酸具有利尿强心的功效，可能也是连翘利尿强心的有效成分。用100％连翘注射液（0.25 g/kg）静脉注射犬，有显著的利尿作用，犬的血压显著下降。以 0.5 g/kg 剂量耳缘静脉注射兔，血压也显著下降，30 秒内降到最低，一般 3～4 分钟恢复，这可能与芦丁增强毛细血管致密度的作用有关[111]。连翘水提物（100 μg/mL）能明显抑制血小板活化因子和血小板的结合，抑制率达 89％，对于心血管系统也有一定的影响，该作用可能与双氢木脂素有关[112]。

第十一节　其他药理作用

连翘还被报道具有抑制酪氨酸酶活性的作用。楼彩霞等人[113～114]研究了连翘不同部位对酪氨酸酶活性的抑制作用。结果显示连翘的二氯甲烷部位对酪氨酸活性的抑制率最高，抑制率随着浓度的增加而升高，提示连翘可抑制黑色素的形成，并且通过对活性成分的分离和鉴定，确定酪氨酸酶抑制的活性成分为白桦脂酸。

此外，还有研究报道不同浓度的连翘酯苷对猪胰弹性蛋白酶有抑制作用，连翘中的苯乙醇苷类及木脂素类对磷酸二酯酶有抑制作用。

第十二节　非药用部位

连翘是我国常用的四十多种大宗药材品种之一，市场供需矛盾日趋突显，因此必须要更有效地利用有限的药用资源。对于传统药用部位以外的研究已然成为热点。就连翘而言，除了对果实进行研究，部分学者还对其花、叶、枝皮等部位进行了研究。研究的方向主要包括抗氧化、抗菌、抗病毒、抗肿瘤、免疫调节等。

抗氧化作用是连翘非药用部位研究的一个重点。连翘花的醇提物能明显抑制小鼠肝匀浆及线粒体的脂质过氧化和线粒体肿胀，并成剂量依赖关系，同样具有清除超氧阴离子自由基的能力，能明显增强 CAT、SOD、GSH－Px 及抗羟基自由基活力[115]。

连翘叶中黄酮类和多酚类的成分含量丰富，在体内、外也都表现出较强的抗氧化作用[116]。如对于四氧嘧啶所致氧化损伤引起的机体异常，连翘叶提取物可降低 MDA、SOD、POD 含量，抑制血清中 ALT、AST、碱性磷酸酶（AKP）的异常升高，保护氧化损伤。

也正是因为其抗氧化能力突出，连翘叶更多地被开发成连翘叶茶使用。侯改霞和杨建雄[117]采用急性肝脏损伤小鼠模型研究连翘叶茶对 CCl_4 所致的肝脏急性氧化损伤的治疗作用。结果发现各给药组胆固醇酶（CHE）活性升高，部分给药组白蛋白（ALB）含量上升、SOD 活性上升、MDA 含量下降、AST 和 ALT 活力降低，说明连翘叶茶通过提高机体抗氧化能力对肝损伤起治疗作用，使肝细胞的合成代谢水平趋于正常。杨建雄和刘静[118]通过采用心力衰竭小鼠模型同样发现，连翘叶茶提取物可以提高心肌抗氧化酶的活性，并可提高安静状态下心肌 SOD、POD 活性，降低 MDA 含量。

此外，连翘的其他非药用部位也具有抗菌、抗病毒活性。连翘叶就具有不亚于青翘和老翘的抑菌作用。连翘叶不同浸膏对 3 种菌株均表现出不同程度的抑菌作用。当含药量较高时，对金黄色葡萄球菌的抑制作用最强。含药量对大肠杆菌和白色念珠菌的抑制作用均没有明显的影响[119]。连翘叶的提取物在养殖业方面也展现出一定的优势。研究表明连翘叶提取物对奶牛乳房炎致病菌具有抑制作用。马振亚和赵爱玲[120]采用鸡胚内、外实验证实连翘种子挥发油对亚洲甲型流感病毒和Ⅰ型副流感病毒具有显著的抑制作用。

研究发现连翘非药用部位的提取物具有一定抗肿瘤作用。颜晰等人[121]制备了连翘根、叶和果的醇提物和水提物，用 MTT 法检测其对食管癌细胞的增殖抑制作用，发现连翘根醇提物对 TE-13 细胞的增殖抑制作用最强，研究表明其能诱导细胞凋亡，与线粒体膜电位降低有关，能调节内源性凋亡途径相关基因和蛋白的表达，不影响外源性凋亡途径，JAK-STAT 和 ERK 信号转导通路也可能参与诱导细胞凋亡的过程。

连翘叶多糖也被发现具有免疫调节的作用。张岫秀等人[122]研究了连翘叶多糖对环磷酰胺（CTX）致免疫抑制小鼠模型的免疫调节功能。实验采用腹腔注射 CTX 致免疫抑制小鼠模型，考察不同剂量连翘叶多糖对免疫抑制小鼠脏器指数、巨噬细胞吞噬能力、脾淋巴细胞增殖能力、血清 IL-2 和 IL-4 水平、溶血素水平和溶血空斑形成数量的影响。结果发现连翘叶多糖能明显提高 CTX 致免疫抑制小鼠的胸腺指数、脾脏指数、巨噬细胞吞噬能力、脾淋巴细胞的增殖能力、血清中 IL-2 和 IL-4 水平、溶血素水平和溶血空斑形成数量。实验表明连翘叶多糖具有良好的免疫增强活性。

第十三节　小结

连翘临床应用十分广泛，受到古今众多医家推崇，被誉为"疮家圣药"。通过对文献报道的研究，我们可以发现，连翘的研究主要集中在其抗炎方面，其通过对 NF-κB、JAK-STAT、MAPK 等信号通路以及能量代谢、脂质代谢和蛋白质代谢等代谢通路的影响，起到很好的抗炎作用，连翘酯苷、连翘苷、牛蒡子苷等成分为抗炎的主要成分。此外连翘也具有比较好的抗病原微生物的作用，其水提物和挥发油都是其发挥功效的物质基础。连翘的抗氧化作用也越来越受到重视，对其的研究已经从传统的药用部位扩展到叶、花等非传统药用部分。此外，连翘的研究还包括了抗肿瘤、保肝、调节免疫、镇吐止呕、神经保护等方面。随着技术的发展，对连翘的研究会越来越深入，也可以更清晰地阐明连翘的作用机制及相关的物质基础，为临床更好地应用连翘提供指导。

参考文献

［1］ASHLEY NT，WEIL ZM，NELSON RJ，et al. Inflammation：mechanisms，costs，and natural variation［J］. Annu Rev Ecol Evol Syst，2012，43（1）：385-406.

［2］LAKOSKI SG，CUSHMAN M，SISCOVICK DS，et al. The relationship between inflammation，obesity and risk for hypertension in the Multi-Ethnic Study of Atherosclerosis（MESA）［J］. J Hum Hypertens，2011，25（2）：73-79.

［3］WANG X，BAO W，LIU J，et al. Inflammatory markers and risk of type 2 diabetes：a systematic review and meta-analysis［J］. Diabetes Care，2013，36（1）：166-175.

［4］COUSSENS LM，WERB Z. Inflammation and cancer［J］. Nature，2002，420（6917）：860-867.

［5］DONG ZL，LU XY，TONG XL，et al. Forsythiae fructus：a review on its phytochemistry，quality control，pharmacology and pharmacokinetics

[J]. Molecules, 2017, 22 (9): 1466.

[6] 芮菁, 尾崎幸纮, 唐元泰. 连翘提取物的抗炎镇痛作用 [J]. 中草药, 1999, 30 (1): 43—45.

[7] LEE SE, LIM C, KIM H, et al. A study of the anti—inflammatory effects of the ethyl acetate fraction of the methanol extract of forsythiae fructus [J]. Afr J Tradit Complement Altern Med, 2016, 13 (5): 102—113.

[8] 白关亚, 何盼, 李媛媛, 等. 青翘不同极性部位抗炎作用的谱效关系分析 [J]. 中国实验方剂学杂志, 2017, 23 (11): 1—6.

[9] 岳永花, 何盼, 孙迎娜, 等. 基于¹H—NMR 代谢组学技术的青翘抗炎活性部位筛选及作用机制研究 [J]. 中国中药杂志, 2016, 41 (18): 3443—3450.

[10] WANG JM, CUI Y, CHEN SQ, et al. In vivo evaluation of ethanol extract of forsythia suspensa (thunb.) vahl (fruit) in anti—inflammatory and analgesic activities [J]. J Invest Med, 2017, 65 (Suppl 7): A7—A8.

[11] SUNG YY, LEE AY, KIM HK. Forsythia suspensa fruit extracts and the constituent matairesinol confer anti—allergic effects in an allergic dermatitis mouse model [J]. J Ethnopharmacol, 2016, 187: 49—56.

[12] 袁岸, 罗林, 龚小红, 等. 连翘提取物对角叉菜胶和鸡蛋清所致大鼠足肿胀的影响研究 [J]. 辽宁中医杂志, 2016, 43 (10): 2200—2203.

[13] SOHN SH, KO E, KIM Y, et al. Genomewide expression profile of forsythia suspensa on lipopolysaccaride—induced activation in microglial cells [J]. Mol Cell Toxicol, 2008, 4 (2): 113—123.

[14] 罗林, 袁岸, 党珏, 等. 不同大鼠模型探讨连翘挥发油解热、抗炎作用 [J]. 天然产物研究与开发, 2018, 30 (2): 207—211, 256.

[15] 郭际, 沈映君, 解宇环. 连翘挥发油抗炎作用的实验研究 [J]. 四川生理科学杂志, 2005, 27 (3): 136—137.

[16] YUAN A, GONG L, LUO L, et al. Revealing anti—inflammation

mechanism of water－extract and oil of forsythiae fructus on carrageenan－induced edema rats by serum metabolomics［J］. Biomed Pharmacother，2017，95：929－937.

［17］全云云，袁岸，龚小红，等. 连翘抗炎药效物质基础筛选研究［J］. 天然产物研究与开发，2017，29（3）：435－438，471.

［18］PAN CW，ZHOU GY，CHEN WL，et al. Protective effect of forsythiaside A on lipopolysaccharide/d－galactosamine－induced liver injury［J］. Int Immunopharmacol，2015，26（1）：80－85.

［19］WANG Y，ZHAO H，LIN C，et al. Forsythiaside A exhibits anti－inflammatory effects in LPS－stimulated BV2 microglia cells through activation of Nrf2/HO－1 signaling pathway［J］. Neurochem Res，2016，41（4）：659－665.

［20］QIAN J，MA X，XUN Y，et al. Protective effect of forsythiaside A on OVA－induced asthma in mice［J］. Eur J Pharmacol，2017，812：250－255.

［21］周林，杨慧，艾有生，等. 连翘酯苷A对脂多糖诱发的小鼠急性肺损伤的保护作用［J］. 细胞与分子免疫学杂志，2014，30（2）：151－154，159.

［22］GUAN JY，HONG S，ZHANG YH，et al. Effects of forsythoside on lipopolysaccharide（LPS）－stimulated RAW264. 7 macrophages［J］. Afr J Pharm Pharmacol，2013，7（26）：1847－1853.

［23］CHENG G，ZHAO Y，LI H，et al. Forsythiaside attenuates lipopolysaccharide－induced inflammatory responses in the bursa of Fabricius of chickens by downregulating the NF－κB signaling pathway［J］. Exp Ther Med，2014，7（1）：179－184.

［24］潘晓龙. 连翘苷对LPS诱导炎症反应的影响及分子机制的研究［D］. 南京：南京师范大学，2014.

［25］YANG L，ZHOU X，HUANG W，et al. Protective effect of phillyrin on lethal LPS－induced neutrophil inflammation in zebrafish［J］. Cell Physiol Biochem，2017，43（5）：2074－2087.

［26］ZHONG WT，WU YC，XIE XX，et al. Phillyrin attenuates

LPS－induced pulmonary inflammation via suppression of MAPK and NF－κB activation in acute lung injury mice [J]. Fitoterapia, 2013, 90: 132－139.

[27] 王佳宁, 万小旭, 刘丹. 连翘苷对金黄色葡萄球菌刺激的人单核巨噬细胞炎性反应的抑制作用 [J]. 新乡医学院学报, 2016, 33 (6): 466－468.

[28] LIU WJ, CHU GG, CHANG NW, et al. Phillygenin attenuates inflammatory responses and influences glucose metabolic parameters by inhibiting Akt activity [J]. RSC Advances, 2017, 7 (64): 40418－40426.

[29] 汤韵秋, 全云云, 余琳媛, 等. 连翘脂素对 LPS 诱导 RAW264.7 细胞炎症反应的影响 [J]. 天然产物研究与开发, 2019, 31 (7): 1117－1123.

[30] LEE S, SHIN S, KIM H, et al. Anti－inflammatory function of arctiin by inhibiting COX－2 expression via NF－κB pathways [J]. J Inflamm (Lond), 2011, 8 (1): 16.

[31] KANG HS, LEE JY, KIM CJ. Anti－inflammatory activity of arctigenin from forsythiae fructus [J]. J Ethnopharmacol, 2008, 116 (2): 305－312.

[32] ZHANG WZ, JIANG ZK, HE BX, et al. Arctigenin protects against lipopolysaccharide － induced pulmonary oxidative stress and inflammation in a mouse model via suppression of MAPK, HO－1, and iNOS signaling [J]. Inflammation, 2015, 38 (4): 1406－1414.

[33] ROGERIO AP, KANASHIRO A, FONTANARI C, et al. Anti－inflammatory activity of quercetin and isoquercitrin in experimental murine allergic asthma [J]. Inflamm Res, 2007, 56 (10): 402－408.

[34] CHO SY, PARK SJ, KWON MJ, et al. Quercetin suppresses proinflammatory cytokines production through MAP kinases and NF－kappaB pathway in lipopolysaccharide－stimulated macrophage [J]. Mol Cell Biochem, 2003, 243 (1－2): 153－160.

[35] 许银凤, 叶云, 孙琴, 等. 槲皮素对 LPS 刺激的小胶质细胞炎症因

子的下调作用 [J]. 基因组学与应用生物学, 2017, 36 (3): 1173-1179.

[36] MURIEL P. Liver pathophysiology: therapies and antioxidants [M]. London: Academic Press, 2017.

[37] SUN CL, WEI J, BI LQ. Rutin attenuates oxidative stress and proinflammatory cytokine level in adjuvant induced rheumatoid arthritis via inhibition of NF-κB [J]. Pharmacology, 2017, 100 (1-2): 40-49.

[38] JANTRAWUT P, PHONGPRADIST R, MULLER M, et al. Enhancement of anti-inflammatory activity of polyphenolic flavonoid rutin by encapsulation [J]. Pak J Pharm Sci, 2017, 30 (5): 1521-1527.

[39] NIKFARJAM BA, ADINEH M, HAJIALI F, et al. Treatment with Rutin-A therapeutic strategy for neutrophil-mediated inflammatory and autoimmune diseases: anti-inflammatory effects of rutin on neutrophils [J]. J Pharmacopuncture, 2017, 20 (1): 52-56.

[40] JIA ZQ, NALLASAMY P, LIU DM, et al. Luteolin protects against vascular inflammation in mice and TNF-alpha-induced monocyte adhesion to endothelial cells via suppressing IκBα/NF-κB signaling pathway [J]. J Nutr Biochem, 2015, 26 (3): 293-302.

[41] 周霄楠, 韩超, 宋鹏琰, 等. 木犀草素和槲皮素体外抗炎作用研究 [J]. 动物医学进展, 2017, 38 (10): 56-61.

[42] CHEN CY, PENG WH, TSAI KD, et al. Luteolin suppresses inflammation-associated gene expression by blocking NF-kappaB and AP-1 activation pathway in mouse alveolar macrophages [J]. Life Sci, 2007, 81 (23-24): 1602-1614.

[43] 龚莉虹, 余琳媛, 胡乃华, 等. 连翘抗炎药效物质基础及其作用机理研究进展 [J]. 中药与临床, 2019, 10 (1): 43-49.

[44] 袁岸, 李燕, 罗林, 等. 连翘提取物对酵母和脂多糖所致大鼠发热模型的影响研究 [J]. 辽宁中医杂志, 2017, 44 (2): 402-405.

[45] 党珏, 袁岸, 罗林, 等. 连翘提取物和连翘挥发油对酵母致热大鼠的

解热机制研究 [J]. 天然产物研究与开发，2017，29（9）：1542－1545，1594.

[46] 邹珊珊，玄振玉. 连翘酯苷不同给药途径对副流感病毒致家兔发热模型的影响 [J]. 中药药理与临床，2015，31（1）：57－59.

[47] 冯淑怡，李先荣，孙建宁. 连翘酯苷抗感染、解热作用研究 [J]. 现代生物医学进展，2006（10）：73－75.

[48] 李德成，刘庆燕. 连翘不同提取液对大肠杆菌体外抑菌作用比较 [J]. 西南国防医药，2011，21（10）：1059－1060.

[49] 尚彩玲，赵芳芳，岳晓华，等. 不同溶剂提取青翘、老翘的活性成分及抑菌活性的比较研究 [J]. 时珍国医国药，2014，25（9）：2125－2127.

[50] 李仲兴，王秀华，赵建宏，等. 连翘对金黄色葡萄球菌及表皮葡萄球菌的体外抗菌活性研究 [J]. 天津中医药，2007，24（4）：328－331.

[51] 陈瑾，谭丽媛，张淑蓉，等. 不同产地连翘主要成分分析及抗菌作用研究 [J]. 时珍国医国药，2018，29（2）：427－430.

[52] 林锦泉，邝枣园，黄少伟，等. 连翘颗粒和煎剂体外抗菌作用的观察 [J]. 中外医疗，2011，30（10）：122－123.

[53] 魏希颖，周晓霞，马海波. 连翘种子挥发油抑真菌及在猪油脂酸败过程中的作用 [J]. 天然产物研究与开发，2005，17（5）：625－627.

[54] JIAO J，FU YJ，ZU YG，et al. Enzyme－assisted microwave hydro－distillation essential oil from fructus forsythia，chemical constituents，and its antimicrobial and antioxidant activities [J]. Food Chem，2012，134（1）：235－243.

[55] 肖会敏，何悦，王四旺，等. 连翘挥发油体外抑菌实验研究 [J]. 内蒙古中医药，2011，30（15）：99－100.

[56] 魏珊，吴婷，李敏，等. 不同产地连翘挥发油主要成分分析及抗菌活性研究 [J]. 中国实验方剂学杂志，2016，22（4）：69－74.

[57] 吴子龙，赵昕，叶嘉，等. 连翘精油的提取及其抗菌保鲜效果的研究 [J]. 北方园艺，2016（11）：131－134.

[58] 任玲玲，关立增. 连翘对大肠埃希菌多重耐药基因 AcrA 的影响研究

[J]. 动物医学进展，2008，29（5）：43—45.

[59] 姜涛，张立伟. 连翘抗菌—谱效关系研究 [J]. 化学研究与应用，2015，27（3）：256—261.

[60] 牛新华，邱世翠，邸大琳，等. 连翘体外抑菌作用的研究 [J]. 时珍国医国药，2002，13（6）：342—343.

[61] 官妍，谢萌，汪长中，等. 连翘苷和黄芩苷对表皮葡萄球菌生物膜抑制作用的研究 [J]. 中国微生态学杂志，2010，22（10）：886—889，893.

[62] 王业梅，程惠娟. 连翘苷对铜绿假单胞菌黏附功能及生物被膜形成能力的影响 [J]. 中成药，2013，35（4）：832—834.

[63] 田文静，李洪源，姚振江，等. 连翘抑制呼吸道合胞病毒作用的实验研究 [J]. 哈尔滨医科大学学报，2004，38（5）：421—423.

[64] 陈杨，李鑫，周婧瑜，等. 连翘抗病毒有效部位（LC—4）体外抗呼吸道合胞病毒作用的研究 [J]. 卫生研究，2009，38（6）：733—735.

[65] 胡克杰，徐凯建，王跃红，等. 连翘酯甙体外抗病毒作用的实验研究 [J]. 中国中医药科技，2001，8（2）：89.

[66] 段林建，张清，王农荣，等. 连翘苷对甲型流感病毒核蛋白基因表达的影响研究 [J]. 中国全科医学，2012，15（18）：2082—2084.

[67] 陈杲，广慧敏，李立，等. 连花清瘟颗粒/胶囊治疗甲型 H1N1 流感作用机理的网络生物学分析 [J]. 中医杂志，2014，55（8）：703—707.

[68] 张海婴，王雪峰，王思源，等. 银翘散提取物对流感病毒性肺炎小鼠组织 TLR4 及 NF—κB p65 的影响 [J]. 时珍国医国药，2014，25（10）：2321—2323.

[69] 周雪梦，陆春妮，亓文宝，等. 清开灵和双黄连口服液体内抗禽流感病毒作用 [J]. 中草药，2011，42（7）：1351—1356.

[70] 刘颖娟，杨占秋，肖红，等. 中药连翘有效成分体外抗单纯疱疹病毒的实验研究 [J]. 湖北中医学院学报，2004，6（1）：36—38.

[71] 张丹丹，方建国，陈娟娟，等. 连翘及其主要有效成分槲皮素体外抗人巨细胞病毒的实验研究 [J]. 中国中药杂志，2010，35（8）：

1055－1059.

[72] 孙民权. 中药排毒饮联合西药治疗单疱病毒性角膜炎［J］. 中西医结合眼科杂志，1995（4）：200－201.

[73] 张利华，朱建芳. 中西医结合治疗单纯疱疹性角膜炎［J］. 医药论坛杂志，2004，25（18）：43.

[74] 盛玲燕，刘家泉. 中药治疗单纯疱疹病毒感染分析［J］. 黑龙江医药，2008，21（4）：103－104.

[75] 洪文艳，唐博恒，刘金华，等. 连翘浓缩煎剂抗乙型脑炎病毒的体外实验研究［J］. 亚太传统医药，2010，6（12）：13－14.

[76] 胡文静，钱晓萍，涂云霞，等. 连翘乙醇提取物抗肿瘤作用的实验研究［J］. 南京中医药大学学报，2007，23（6）：379－381，封3.

[77] 张明远，郑福禄，栗坤，等. 连翘醇提物对H22肝癌小鼠的抑癌作用［J］. 中国误诊学杂志，2008，8（22）：5322－5323.

[78] 许萍，孙婧，胡文静，等. 连翘乙醇提取物对人胃癌细胞株BGC－823增殖和凋亡的影响［J］. 医学研究生学报，2007，20（12）：1235－1238.

[79] 刘广遐，王婷婷，胡文静，等. 连翘醇提物对恶性胸腹水中原代肿瘤细胞的抗肿瘤作用［J］. 实用老年医学，2009，23（5）：359－363.

[80] 孙婧，章斌. 连翘三萜类化合物对人胃癌细胞株SGC－7901凋亡诱导机制的研究［J］. 中国临床药理学与治疗学，2010，15（8）：851－855.

[81] 施建民，孙婧，张国铎，等. 安博立酸对人胃癌细胞系SGC－7901增殖抑制作用研究［J］. 南京医科大学学报（自然科学版），2009，29（4）：445－449.

[82] 郭东北，李鑫，朴英爱，等. 连翘提取物LQ－4对SGC－7901胃癌细胞体外促凋亡作用研究［J/OL］. 中华临床医师杂志（电子版），2011，5（15）：4345－4349.

[83] 赵安未，侯学东，富公弼. 连翘酯苷对豚鼠顺铂耳毒性损伤的防护作用及机制探讨［J］. 山东医药，2014，54（11）：35－37.

[84] 吴宿慧，李竹，张颜语，等. 基于清除DPPH·法研究清热解毒中药的体外抗氧化活性［J］. 中医学报，2015，30（9）：1329－1331.

[85] 涂秋云，周春山，汤建萍，等. 连翘乙醇提取物清除脂自由基和氧自由基的效果 [J]. 湖南农业大学学报（自然科学版），2008，34（6）：728－731.

[86] 涂秋云，赵玲玲，汤建萍，等. 连翘木脂素对小鼠脑缺血再灌氧自由基损伤和降钙素基因相关肽的影响 [J]. 湖南农业大学学报（自然科学版），2007，33（6）：727－729.

[87] 张立伟，赵春贵，杨频. 连翘酯苷抗氧化活性及构效关系研究 [J]. 中国药学杂志，2003，38（5）：334－336.

[88] 顾仁勇，李佑稷，傅伟昌. 连翘精油抑菌及抗氧化作用研究 [J]. 现代食品科技，2008，24（2）：120－122.

[89] 赵咏梅，黄新炜，马蕊，等. 连翘苷对氧自由基清除作用的研究 [J]. 西安文理学院学报（自然科学版），2008，11（4）：14－17.

[90] 赵咏梅，李发荣，杨建雄，等. 连翘苷降血脂及抗氧化作用的实验研究 [J]. 天然产物研究与开发，2005，17（2）：157－159.

[91] 颜礼有，刘明娟，闫慧如，等. 连翘苷抗小鼠衰老作用的研究 [J]. 中国药房，2015，26（1）：37－39.

[92] 巫国贵，于芳，崔建梅. 连翘酯苷对大鼠骨骼肌无氧运动能力及自由基代谢的影响 [J]. 运动，2012（1）：56－57.

[93] 傅颖珺，袁娟丽，陈江，等. 连翘对严重烧伤大鼠外周血 Treg 及脾脏 Foxp3 的影响 [J]. 细胞与分子免疫学杂志，2009，25（10）：935－937.

[94] 刘静. 连翘苷对小鼠非特异性免疫及应激作用的实验研究 [J]. 陕西教育学院学报，2008（3）：59－61.

[95] 芦山，陈舒楠，官佳懿，等. 连翘酯苷对内毒素作用下 RAW264. 7 细胞功能的影响 [J]. 中国农学通报，2012，28（20）：58－62.

[96] 聂克，朱学萍. 连翘镇吐止呕作用的初步实验研究 [J]. 山东中医药大学学报，2009，33（6）：537－539.

[97] 马洪新，卢燕，林艳艳，等. 连翘对水貂呕吐模型止呕作用的研究 [J]. 中药药理与临床，2011，27（3）：74－76.

[98] 林艳艳，马洪新，卢燕，等. 连翘对豚鼠离体回肠运动的影响 [J]. 中国中药杂志，2012，37（10）：1483－1486.

[99] 杨久山，孙秀萍，王忆杭，等. 连翘酯苷对东莨菪碱模型小鼠学习记忆的影响及其机制研究 [J]. 中国实验方剂学杂志，2016，22（8）：177-181.

[100] 王忆杭，肖培根，刘新民. 连翘酯苷对拟 AD 复合动物模型小鼠学习记忆的改善作用及其机制研究 [J]. 中国实验动物学报，2011，19（5）：423-427，445.

[101] 李长禄，王红梅，王立. 连翘酯苷对拟 AD 动物模型学习记忆的改善作用 [J]. 山东医药，2012，52（44）：4-7.

[102] 孙秀萍，王忆杭，王立为，等. 连翘酯苷对 PC12 细胞增殖及其细胞损伤模型的保护作用 [J]. 中国实验方剂学杂志，2013，19（24）：197-200.

[103] 林利霞，张立伟，杜会枝. 连翘酯苷 A 对 $A\beta_{25-35}$ 聚集体引起的神经损伤的改善作用研究 [J]. 山西大学学报（自然科学版），2016，39（4）：631-638.

[104] 张美蓉，魏守蓉，吴燕川，等. 连翘苷对 MPP^{+} 诱导人神经母细胞株 SH-SY5Y 细胞损伤的保护作用 [J]. 神经药理学报，2011，1（4）：12-15.

[105] 涂秋云，汤建萍，周春山，等. 连翘木脂素对小鼠脑缺血再灌注海马 CA1 区内皮素 3 表达的影响 [J]. 中国动脉硬化杂志，2007，15（9）：691-694.

[106] 冯芹，夏文凯，王现珍，等. 连翘苷元对四氯化碳大鼠急性肝损伤的保护作用 [J]. 中国药理学通报，2015，31（3）：426-429，430.

[107] 王恩力，姚景春，刘铮. 连翘苷元对大鼠免疫性肝纤维化的影响 [J]. 药物评价研究，2015，38（2）：161-164.

[108] HU NH, WANG C, DAI XY, et al. Phillygenin inhibits LPS-induced activation and inflammation of LX2 cells by TLR4/MyD88/NF-κB signaling pathway [J]. J Ethnopharmacol, 2020, 248: 112361.

[109] 刘银华，戚之琳，徐国祥，等. 连翘苷对酒精性肝损伤的保护作用 [J]. 中国临床药理学与治疗学，2016，21（1）：6-9，15.

[110] 周楠茜，李鹏，石卫东，等. 连翘苷对动脉粥样硬化模型大鼠的治疗作用及机制研究 [J]. 中药药理与临床，2016，32（3）：28-33.

[111] KITAGAWA S, HISADA S, NISHIBE S. Phenolic compounds from forsythia leaves [J]. Phytochemistry, 1984, 23（8）: 1635-1636.

[112] IWAKAMI S, WU JB, EBIZUKA Y, et al. Platelet activating factor（PAF）antagonists contained in medicinal plants: lignans and sesquiterpenes [J]. Chem Pharm Bull（Tokyo），1992，40（5）: 1196-1198.

[113] 楼彩霞，朴香兰. 连翘抑制酪氨酸酶活性体外实验反应体系研究 [J]. 时珍国医国药，2011，22（11）：2580-2582.

[114] 楼彩霞，田燕泽，朴香兰. 连翘不同极性部位对酪氨酸酶活性抑制作用研究 [J]. 时珍国医国药，2011，22（10）：2415-2416.

[115] 李兴泰，李洪成，刘泽. 连翘花醇提物保护线粒体及抗氧化研究 [J]. 中成药，2009，31（6）：839-843.

[116] 王燕，王儒彬，孙磊，等. 不同采摘期连翘叶中总黄酮、总酚酸含量与 DPPH 自由基清除能力的相关性 [J]. 中国实验方剂学杂志，2011，17（16）：109-112.

[117] 侯改霞，杨建雄. 连翘叶茶提取物对力竭运动及恢复期小鼠心肌抗氧化酶和 LDH 同工酶活性的影响 [J]. 中国运动医学杂志，2006，25（1）：90-92.

[118] 杨建雄，刘静. 连翘叶茶保肝作用的实验研究 [J]. 陕西师范大学学报（自然科学版），2005，33（3）：82-85.

[119] 马文兵，李红鹏. 连翘叶体外抑菌作用的实验研究 [J]. 时珍国医国药，2013，24（2）：379-380.

[120] 马振亚，赵爱玲. 连翘种子挥发油抗流感病毒等病原微生物作用的实验研究 [J]. 陕西新医药，1980（11）：51-52.

[121] 颜晰，赵连梅，刘月彩，等. 连翘根醇提物体外诱导 TE-13 细胞凋亡的机制研究 [J]. 肿瘤，2013，33（3）：239-244.

[122] 张岫秀，蔡盈，吴中梅，等. 连翘叶多糖对小鼠免疫功能影响的研究 [J]. 食品研究与开发，2015，36（23）：25-28.

第六章　连翘的药动学研究

　　药动学是研究生命机体对药物处置全过程的科学，应用动力学原理和数学模型，定量或定性地描述与概括药物通过各种途径进入机体后的吸收、分布、代谢与排泄等过程的变化与动态规律及其所产生的药理学与毒理学意义。药动学可以解释不同给药途径或不同剂量以及种属、性别等因素与药物效应差异性的关系，在药理学研究、药物制剂研究、药物设计、中药现代研究中发挥重要作用[1]。

　　药物通过胃肠道、肌肉、皮下等多种给药方式进入体内后被吸收进入血液（静脉注射药物直接进入血液，没有吸收过程），随后被运输分布到身体各部位，到达靶点。在机体内环境的作用下，原药会被代谢生成各种具有活性或者无活性的代谢物发挥作用，最后随着尿液被排出体外。近年来，将药动学和药效学相结合的药物研究越来越多。将药物在体内的药动学过程有机地结合起来，定性和定量地描述药物在体内血药浓度与药效指标之间的关系，不仅可以为临床给药方案提供依据，还可以有效预测药物在给药方案下出现的疗效和毒副反应，在提升药物疗效的前提下，有效规避毒副反应。随着测试分析技术的进步，对连翘及含有连翘复方制剂的药动学研究亦取得重要进展。为此，本部分对连翘的吸收、分布、代谢、排泄等方面的研究报道进行综述，将连翘已有的药动学研究成果进行归纳总结。通过叙述连翘在生物体内变化过程阐明连翘药效物质基础，通过和药效作用相结合说明其临床用药的合理安全。

第一节 药动学研究

连翘的主要成分连翘酯苷 A 和连翘苷的药动学研究显示其生物利用度低，不易被吸收。将连翘酯苷 A 静脉注射到大鼠、雏鸡、比格犬体内后，血药浓度随时间变化的特征符合二室或三室开放模型，具有体内分布快、血药浓度下降迅速等特点[2~7]。5～40 μg/mL 连翘酯苷 A 注射后在胃肠道有一定的吸收，在肠段的吸收较胃更好，在肠段的吸收不受浓度、部位的影响。利用 Caco－2 细胞模型研究连翘酯苷 A 转运特征，发现转运量随浓度增加而增加，浓度对其从 AP－BL 侧和 BL－AP 侧渗透的渗透系数无影响。该结果提示小肠对连翘酯苷 A 的吸收具有线性动力学特征，主要为被动转运[8~9]。周伟等人[10]的研究发现 5.2 μg/mL 连翘酯苷 A 注射后在肠道中除被动吸收外，还存在细胞旁路转运，并受到 P－糖蛋白（P－gp）及 CYP3A 酶的影响。

连翘苷是连翘药材的指标成分之一，也是连翘的重要活性成分。连翘苷在体内无论是单独给药或是与连翘水提物中其他成分、吸收促进剂一起给药，测得的胃、小肠及结肠内各个时间点的连翘苷含量没有明显变化，且浓度（10 g/mL、20 g/mL、40 g/mL）和外排蛋白抑制剂（盐酸维拉帕米）对连翘苷吸收速度常数无显著性影响[11~13]。连翘脂素是连翘苷的苷元，大鼠静脉注射连翘脂素，测得血药浓度数据经 DAS2.1.1 拟合后，发现低、中、高剂量组（1.4 mg/kg、2.8 mg/kg、5.6 mg/kg）的半衰期 $t_{1/2}$ 分别为 6.02 分钟、5.62 分钟、5.79 分钟（$P >$ 0.05）。连翘脂素在大鼠体内的分布和消除都很快，药动学过程为一级动力学[14]。

结合连翘主要成分在胃肠道吸收的研究，推测连翘酯苷 A

和连翘苷在体内的生物利用度较低，可能因存在胃肠道水解、通透性差和肝脏首过效应，导致生物利用度低。

一、吸收

药物口服吸收特征对药物传输系统的设计具有重要的指导意义。药物在体内的吸收多用体内药浓法来评价。体内药浓法作为经典的药动学研究方法，指测定给药后生物样本（血液、尿液等）不同时间的药物浓度，得到一组药浓－时间数据，确定药动学模型归属，得出药动学参数以及药浓－时间曲线，以反映该药的体内过程[15]。了解其体内吸收过程，为药物的给药方式和剂型优化提供指导。而中药的吸收受到很多因素的影响，如采收时间、剂型、给药方式、配伍与否、疾病状态等，研究中应重点关注。

（一）采收时间对吸收的影响

连翘根据采收季节和加工炮制方式，分为青翘和老翘。青翘和老翘不仅化学成分存在差异，药效也有所不同。研究发现，在大鼠急性肺损伤模型（模型组）血清中，青翘与老翘入血成分存在明显差异，在正常大鼠（正常组）中差异不明显，但是青翘在模型组入血成分的个数和血药浓度明显高于正常组，其中连翘酯苷 A、B，连翘苷，芦丁入血浓度相对低；而连翘脂素、槲皮素明显提高[16]。分别灌胃大鼠青翘提取物（1.36 g/kg）和老翘提取物（0.96 g/kg）后，老翘给药组血浆中仅能检测到连翘酯苷 A、连翘苷、芦丁，青翘给药组血浆中除能检测到连翘酯苷 A、连翘苷、芦丁外，还能检测到槲皮素、异鼠李素。且青翘给药组的大鼠血浆中连翘酯苷 A、连翘苷、芦丁峰浓度（C_{max}）高于老翘给药组，药时曲线下面积（$AUC_{0\sim24h}$）分别增加了 3.58、1.90、11.60 倍。多次灌胃青翘和老翘提取物后，青翘给药组对连翘酯苷 A、连翘苷、芦丁、槲皮素、异鼠李素的吸收显著高于老翘给药组[17]。该结果说明不同采收时间的连翘在大鼠体内吸收有差异，青翘入血成分含量更高、吸收效果更好。

（二）配伍对吸收的影响

方剂配伍，指根据病情需要和药物性能，有选择地将两味或两味以上的药物配合在一起使用。不同药物配伍后，对连翘主要成分在体内的吸收变化有明显的影响。连翘作为清热解毒良药，临床上常与黄芩、金银花、栀子等药物配伍使用。

金银花、连翘配伍用出自《温病条辨》的银翘散，银翘药对常出现在清热解毒口服液、银翘胶囊、金地蓝消毒片、银翘解毒片等多种中成药处方中。灌胃 SD 大鼠连翘－金银花（1∶1）提取液 25 g/kg 后，对 23 种入血进行定量分析，得到的药动学参数结果显示，连翘中主要成分连翘酯苷 A、连翘苷、连翘酯苷 B、芦丁等成分达峰时间（T_{max}）在 10.00 分钟左右，其中槲皮素 AUC、平均滞留时间（MRT）、$t_{1/2}$ 大于芦丁。连翘酯苷 A 的 AUC、C_{max} 大于异连翘酯苷、连翘酯苷 B。该提取液中异连翘酯苷、连翘酯苷 B 含量（414.23、449.74 $\mu g/mL$）远远低于连翘酯苷 A 含量（5546.50 $\mu g/mL$），但体内 AUC 数据显示连翘酯苷 A 与异连翘酯苷无显著性差异，高于连翘酯苷 B 1.4 倍。木脂素类成分 AUC、C_{max} 大小顺序为松脂素＞连翘苷＞牛蒡子苷元，与本身剂量相一致。

连翘配伍栀子灌胃给药大鼠后，发现与连翘组相比，配伍后连翘苷 C_{max} 和 $AUC_{0\sim t}$ 升高，连翘酯苷 A 的 C_{max} 和 $AUC_{0\sim t}$ 降低，但均没有显著性差异（$P > 0.05$）[18]。

除与中药配伍外，连翘联合西药使用也有协调作用。其中连翘提取物配伍乳糖酸阿奇霉素注射液行腹腔注射后，配伍组连翘酯苷 A 的 C_{max} 显著升高、T_{max} 显著增加、$AUC_{0\sim t}$ 显著增加、MRT

缩短、$t_{1/2}$ 无显著性差异。尾静脉注射后，配伍组连翘酯苷 A 的 $t_{1/2}$ 显著增加、$AUC_{0\sim t}$ 显著增加、MRT 以及表观分布容积无显著性差异。对比尾静脉注射给药给予双黄连注射液（单独给药组）、双黄连注射液配伍乳糖酸阿奇霉素注射液（配伍组）中连翘的药动学行为变化，研究发现与单独给药组相比，配伍组连翘酯苷 A 的 $t_{1/2}$ 明显增加、$AUC_{0\sim t}$ 显著增加、MRT 无显著性差异[19]。

李朝霞等人[20]通过静脉推注连翘苷（1 mg/kg）及与黄芩苷（90 mg/kg）联合给药家兔，得到单用连翘苷的主要药动学参数如下：连翘苷超半峰浓度时间（HVD）（5.72±0.63）分钟，$AUC_{0\sim\infty}$（1493.84±391.92）min·μg/mL，$MRT_{0\sim\infty}$（10.081±1.34）分钟，C_{max}（13.35±0.54）μg/mL，$t_{1/2}$（7.45±0.65）分钟；配伍黄芩苷后连翘苷的主要药动学参数如下：HVD（12.59±1.57）分钟，$AUC_{0\sim\infty}$（11306.10±1804.50）min·μg/mL，$MRT_{0\sim\infty}$（15.29±1.27）分钟，C_{max}（38.81±5.27）μg/mL，$t_{1/2}$（9.63±0.21）分钟。经统计学分析发现，$AUC_{0\sim\infty}$、$MRT_{0\sim\infty}$、C_{max}、$t_{1/2}$、HVD 等药动学参数均有显著性差异。该结果说明黄芩苷能够影响连翘苷在家兔体内的药动学过程。

中药配伍有增效作用，其中连翘与多药配伍后清热解毒功效显著提升，与连翘配伍后的药动学结果相联系，这可能与配伍后影响连翘主要成分在体内的吸收有关。

（三）给药方式对吸收的影响

不同给药方式的注射用双黄连粉针在大鼠体内药动学结果显示，气管喷雾连翘酯苷 A 给药后吸收更快，生物利用度更高[21]。Wang 等人[22]通过对大鼠静脉注射（20 mg/kg）和口服（100 mg/kg）连翘酯苷 A，发现口服后连翘酯苷 A 在体内迅速吸收，口服后 20 分钟达到 C_{max}，但是其绝对生物利用度很低，与其他苯乙醇糖苷类成分相似，仅为 0.5%。说明连翘酯苷 A 直接口服给药，在大鼠体内生物利用度低。但是以注射或通过其他给药方式进入体内后，其生物利用度可以提升。

葛铭等人[23]对复方益母草注射液中连翘苷在大鼠体内的吸收进行研究，用 MCPKP 对血药浓度－时间数据进行拟合，结果表明大鼠肌肉注射复方制剂后，连翘苷迅速吸收入血，在注射后的 0.50 小时即可在血中检测到连翘苷，0.75 小时在大鼠血浆中达到 C_{max}，之后连翘苷快速分布到组织，给药后 3 小时，血药浓度即降到很低。其血浆中连翘苷浓度随时间的变化过程符合二室开放模型，并按一级动力学消除。

周雪玲等人[24]通过尾静脉注射 300 mg/kg 双黄连粉针（相当于绿原酸、连翘酯苷 A、黄芩苷分别为 4.25、5.98、60.94 mg/kg），研究其在大鼠体内的药动学情况，连翘酯苷 A 的主要药动学参数为：$AUC_{0\sim t}$（9.696±2.349）mg·h/L；$MRT_{0\sim t}$（0.634±0.115）小时，$t_{1/2z}$（0.732±0.357）小时，Vz（0.673±0.422）L/kg，CL_z（0.634±0.150）L/（h·kg）。灌胃双黄连口服液（2.1 mL/kg）后[25]，发现连翘酯苷 A 大鼠体内的主要药动学参数：C_{max}（30.41±0.27）ng/mL，T_{max}（70.00±0.00）分钟，$t_{1/2}$（466.87±61.29）分钟，$AUC_{0\sim1440}$（5.91±0.15）μg·min/mL，$AUC_{0\sim\infty}$（7.55±0.77）μg·min/mL，MRT（222.74±2.52）分钟。

（四）疾病状态对吸收的影响

比较栀子、连翘配伍前后灌胃给药正常大鼠和发热模型大鼠体内连翘苷、栀子苷、连翘酯苷 A 药动学参数的差异，发现与正常大鼠相比，在发热模型大鼠体内，连翘苷的 AUC 和 C_{max} 显著提高，T_{max} 由（2.00±0.00）小时提前至（1.50±0.87）小时；连翘酯苷 A 的 AUC 和 C_{max} 降低，T_{max} 和 $t_{1/2}$ 缩短。该结果说明在发热模型大鼠体内，连翘主要化学成分连翘苷、连翘酯苷

A 的药动学发生了改变,促进了连翘苷的吸收,降低了连翘酯苷 A 的吸收[26]。

连翘挥发油作为连翘的主要活性成分,具有显著的抗炎解热、抗氧化作用。其中 α−蒎烯和 β−蒎烯是其主要活性成分。鉴于连翘挥发油的不稳定性和对胃肠刺激性大,课题组通过自微乳释药系统对其进行剂型改造,并利用正常大鼠和干酵母致热大鼠对比连翘挥发油混悬液和自微乳剂型的药动学参数。结果显示,在正常大鼠和干酵母致热大鼠体内,与连翘挥发油混悬液相比,自微乳剂型大鼠的 C_{max} 和 AUC显著升高($P<0.05$),且 C_{max}、$AUC_{0\sim t}$ 随着剂量增加而增加,呈线性变化。发热状态会延长挥发油中 α−蒎烯、β−蒎烯的 $t_{1/2}$ 和 T_{max},显著降低挥发油混悬液的 $AUC_{0\sim t}$,但是对自微乳剂型的 $AUC_{0\sim t}$ 无显著影响。

不同疾病状态会影响药物的吸收。发热状态下动物小肠蠕动变慢,肠道消化酶活性降低,药物吸收随之发生变化。发热状态会降低连翘酯苷 A、α−蒎烯、β−蒎烯的吸收。

二、分布

通过测定灌胃连翘与金银花后的大鼠各组织中有效成分含量,研究发现连翘苷能快速分布在各组织中[27]。脑组织中各成分含量最高,正好与银翘"轻清宣散,偏于清透上半身之邪"的特征相符[28]。其次为肝、肾,肾中连翘苷浓度较大。大部分组织中有效成分含量都有两次达峰的特点,提示可能与肾主水液,能将脏腑组织利用后归于肾的水液,经肾阳的蒸腾作用再升清降浊,将大量的浊中之清者,吸收输布周身重新被利用[29]有关。连翘酯苷 A 1 小时时在大鼠体内的相对含量分布:肺>肝>肾>脾>心;2 小时时在大鼠体内的相对含量分布:肾>脾>肝>心>肺;3 小时时在大鼠体内的相对含量分布:脾>肝>肾>肺>心;在肺中 1 小时呈现最大吸收值,在肺组织中达到最大的血药浓度，药效最好，之后虽有下降，但最后呈逐渐上升趋势，说明连翘脂苷 A 在肺部的分布较多。连翘酯苷 A 在各器官中吸收呈先上升、下降、再上升、下降的趋势。连翘苷 1 小时时在大鼠体内的相对含量分布：肺＞肝＞肾＞心＞脾；2 小时时在大鼠体内的相对含量分布：肝＞肺＞脾＞肾＞心；3 小时时在大鼠体内的相对含量分布：肺＞脾＞肾＞心＞肝；4 小时时在大鼠体内的相对含量分布：肝＞肺＞心＞脾＞肾[30]。

将连翘酯苷 A 脂质体与连翘酯苷 A 水溶液分别以 20 mg/kg 剂量给雏鸡静脉注射，于不同时间点取器官和血液，并用 HPLC 测定各组织中连翘酯苷 A 浓度。发现连翘酯苷 A 脂质体和连翘酯苷 A 水溶液的血药浓度－时间曲线均符合二室开放模型，连翘酯苷 A 脂质体给药后在肝、脾、肺中的分布较连翘酯苷水溶液有明显提高。连翘酯苷 A 脂质体明显改变了连翘酯苷的药动学行为，与游离药物相比，其有效延长了药物作用时间，在网状内皮系统丰富的组织中有靶向性聚集作用[31]。

三、代谢

连翘酯苷 A、连翘苷口服后生物利用度低，但药效良好，推测可能是在体内生成了活性高的代谢产物。为了解药物药效发挥的物质基础，研究者进行了体内、外代谢研究。王庚南[32]通过检测静脉给予连翘酯苷 A 的大鼠血样、尿样、胆汁，发现了 10 种代谢物，主要为甲基化、硫酸化和葡萄糖醛酸化产物，而其小分子水解产物并未发现。其中，在胆汁中发现了甲基化、硫酸化和葡萄糖醛酸化代谢产物，推测结合位置为连翘酯苷 A 结构中的酚羟基，并推测甲基结合反应是在甲基转移酶的作用下将经 ATP 活化后的蛋氨酸中的甲基与连翘酯苷 A 中的酚羟基结合得到甲基化代谢产物。而葡萄糖醛酸结合反应主要是在肝中进行，由被氧化后的尿核苷二磷酸葡萄糖醛酸与药物结合产生葡萄糖醛酸化代谢产物。另外硫酸化结合反应与葡萄糖醛酸化结合反应类似，在 Mg^{2+} 和酶的作用下 ATP 与硫酸根离子生成腺苷－5－磷酸硫酸酯（APS），在磺基转移酶存在下 APS 和连翘酯苷 A 结合产生硫酸化产物。同时，检测结果显示在大鼠血样中没有发现代谢产物，并结合对连翘酯苷 A 的药动学研究，推测其原因是与药物在生物体内的肝肠循环有关。Xing 等人[33]将连翘酯苷 A 与人粪便微生物菌群进行体外共温孵，检测得到 3 种代谢产物，分别是咖啡酸（CA）、羟基酪醇（HT）和 3,4－二羟基苯丙酸（DCA）。通过对连翘酯苷 A 与其代谢产物的抗炎、抗菌和抗内毒素的药理作用进行比较，发现其代谢产物 HT 和 DCA 具有更高的生物活性。该结果说明口服连翘酯苷 A 后，可能依赖肠道细菌代谢生成活性物质 HT 和 DCA 发挥药效。

口服后连翘苷和芦丁少量被吸收，提示连翘苷和芦丁口服后可能有一部分被肠道菌群代谢，而其代谢产物可能是药效发挥的物质基础。刘西哲等人[34]将连翘苷与大鼠肠内菌于体外厌氧温孵培养，检测到连翘苷及其 3 种代谢产物。研究发现代谢产物Ⅰ、Ⅱ、Ⅲ分别为 2－［（3,4－二羟基）苯基］－6－［（3,4－二羟基）苯基］骈双四氢呋喃、2－［（3,4－二羟基）苯基］－6－［（3,4－二甲氧基）苯基］骈双四氢呋喃、2－［（3,4－二羟基）苯基］－3－羟甲基－4－［（3,4－二甲氧基）苯甲基］四氢呋喃。董珂等人[35]通过家兔和大鼠肠菌群体外与连翘苷、芦丁单体成分和双黄连口服液分别孵育后，发现家兔和大鼠肠菌群对连翘苷和芦丁有一定的代谢作用，推断代谢产物为连翘脂素和槲皮素。无论在口服液或是单体中，家兔肠菌群对连翘苷和芦丁代谢都比大鼠快，所以不同种属的动物对连翘苷、芦丁的代谢程度有差异。结合以上实验，我们发现连翘酯苷 A、连翘苷、芦丁等连翘主要活性成分都会被肠道代谢，并且以代谢产物的形式快速被吸收。因此，对于以连翘为主的制剂，在选择剂型时可以考虑肠溶制剂，以增加与肠道菌群接触的时间，从而增强连翘成分的代谢，提高药效。

有研究通过液相色谱－串联质谱法（LC－MS/MS）对连翘脂素在大鼠和人肝微粒体中的温孵体系中进行代谢物测定，发现在大鼠肝微粒体温孵体系存在 13 个Ⅰ相代谢反应的代谢物，未找到Ⅱ相代谢反应以及Ⅰ相和Ⅱ相级联代谢反应的代谢物。在人肝微粒体温孵体系中的检测结果与大鼠肝微粒体温孵的检测结果一致。该结果表明连翘脂素在肝微粒体中主要为Ⅰ相代谢反应，通过羟基化反应生成以下代谢产物：M1、M2（分子式 $C_{21}H_{24}O_7$）为连翘脂素的单羟基化产物，M3（分子式 $C_{21}H_{24}O_8$）为连翘脂素的双羟基化产物，M4、M5（分子式 $C_{21}H_{24}O_9$）为连翘脂素的三羟基化产物的同分异构体，M6～M8（分子式 $C_{20}H_{22}O_7$）为连翘脂素去甲基后单羟基化产物的同分异构体[36]。

四、排泄

药物经机体吸收、分布及代谢等一系列过程，最终排出体外。排泄是药物自体内消除的一种形式。排泄的途径和速度等依据药物的结构、理化性质不同而异。肾脏是药物排泄的主要器官。通常药物在体内大都在肝脏被转化为代谢产物后通过肾由尿液排出，也有的药物以原形由肾清除。有些药物可以部分地通过胆汁分泌进入肠道，最后随粪便排出。对于大鼠、豚鼠及家兔来说，分子量 200 Da 以上的季铵化合物、分子量 300 Da 以上的芳香族阴离子易从胆汁排泄。对于人体而言，只有分子量大于 300 Da 的化合物才易从胆汁排泄，此为季铵化合物的下限阈值。一般分子量低于 200 Da 的药物很难从胆汁排泄，主要从尿中排泄。药物分子量亦有上限阈值，分子量超过 5000 Da 的大分子化合物难以向肝细胞转运，故胆汁排泄量极少。

王庚南利用颈静脉插管给予大鼠连翘酯苷 A（20 mg/kg），

收集 0~11 小时的尿液，检测发现尿液中平均累积排泄率为给药量的 12.7%±4.6%；经胆汁在 0~1 小时、1~2 小时、2~3 小时的排泄率分别为 1.31%±0.30%、0.03%±0.01%和 0.02%±0.01%，3 小时累积排泄率为 1.36%。该结果说明连翘酯苷 A 从胆汁中的排泄速度很快，1 小时内的排泄量约为总胆汁排泄量的 96%。因为连翘酯苷 A 是一类极性较大的水溶性药物，其分子量为 624 Da，远小于 2000 Da，故其通过肾小球的滤过后，不被肾小管重吸收，从而被排出体外。连翘酯苷 A 从胆汁（1.36%）和尿液（12.7%）中原形排泄的量约占给药量的 15%，而其余约 85%的药物很可能以代谢物形式排出。

有研究采用体内微透析高效液相色谱联用的方法测定大鼠血液和胆汁中未结合的连翘酯苷 A，获得了未结合的连翘酯苷 A 的药动学参数。静脉注射后 10 分钟，大鼠血液和胆汁中未结合的连翘酯苷 A 含量最高。实验测得连翘酯苷 A 在胆汁中的 $t_{1/2}$ 为 18.2 分钟，显示其具有快速消除的特点。

连翘中 5 种木脂素类化合物（＋）－pinoresinol－β－D－glucoside、matairesinol－4'－o－glucoside、金丝桃苷、连翘苷、连翘脂素在大鼠体内 0~10 小时排泄速度缓慢，在 10~12 小时排泄速度较快、排泄量较大，36 小时内几乎完全排泄，消除时间长，可见其消除较慢，这与文献报道的连翘苷体内分布快、消除慢相一致。这 5 种木脂素类化合物经胆汁排泄量较大，另外对尿和粪便进行检测发现，尿中木脂素排泄的量很少，难以定量分析，在粪便中也未见其排泄，说明胆汁排泄是连翘中木脂素类成分排泄的主要途径。

连翘苷原药在胆汁中的排泄量最大，在粪便中的排泄量次之，在尿液中排泄最少，这可能与连翘苷的极性较弱有关。而其代谢产物均在尿液中排泄量最大，可能是因为代谢物上均含有酚羟基，极性增大[37~38]。

第二节 小结

中药药动学作为中药药理学研究的重要组成部分，对阐明中药药效物质基础、药效产生时间规律及毒性机制均具有重要意义。药物药效的发挥与药物在体内的吸收、分布、代谢、排泄过程息息相关。本书对连翘的主要活性成分在体内的吸收、分布、代谢、排泄过程进行综述，并对其药动学研究发展趋势进行综合分析。

如前所述，目前开展的含连翘单复方药动学研究多以连翘酯苷 A 和连翘苷为指标，进行小鼠、大鼠、家兔、犬等多种动物的动力学过程评价。绝大多数研究表明了连翘酯苷 A 血浆浓度-时间曲线符合二室开放模型，具有吸收快、吸收好、消除快速等动力学特点。但是连翘酯苷 A 的吸收在不同动物种属间存在一定的差异，其在比格犬体内动力学研究表明，动力学过程亦符合一级动力学过程。在组方配伍对连翘药动学参数影响的研究中，配伍黄芩、金银花、栀子等中药后，连翘酯苷 A 吸收快于单味连翘，峰浓度也远高于单味给药，具有显著性差异。这也说明了中药配伍的合理性和科学依据，连翘与多药配伍后通过促进连翘酯苷 A 在体内的吸收提高药效。但是关于连翘苷的药动学研究显示，它不能被胃肠吸收，且和其他药物配伍给药也不能促进它的胃肠吸收。同时连翘酯苷 A 和连翘苷性质不稳定，在体内容易被胃肠内容物水解，通过肝肾代谢排出体外。复方配伍后的连翘药动学特点不同于单味药，有必要扩大其实验处方范围，以探索相关规律。在疾病对连翘药动学影响的研究中，发现发热模型大鼠和炎症模型大鼠体内连翘酯苷和连翘苷的吸收动力学参数均受影响。尽管已有文献报道与连翘相关的药物相互作用研究，但对其机制研究还不够深入，相互作用是否是由于配伍对药物代谢酶或转运蛋白的影响所致尚有待考证。此外，目前连翘的药动学研究多在正常机体上进行，关于疾病状态对药动学影响的报道仍相对较少。由于连翘药动学研究积累已较为深厚，进一步考察配伍用药等影响因素，特别是疾病状态对药动学过程的影响，以作为中药药动学影响因素研究的一个范例，对推动相关学科进步具有重要意义。

参考文献

[1] 张振清. 我国药物代谢与药代动力学学科发展与展望 [J]. 中国药理学与毒理学杂志，2015，29（5）：752－754.

[2] LI YX, PENG C, ZHANG RQ, et al. Pharmacokinetics of phillyrin and forsythiaside following iv administration to beagle dog [J]. Eur Drug Metab Pharmacokinet, 2009, 34（2）：79－83.

[3] 程凌飞，褚扬，胡晨旭，等. 连翘酯苷 A 在大鼠体内的药动学及其血浆蛋白结合率研究 [J]. 中国新药杂志，2010，19（23）：2138－2141，2160.

[4] 周旭平，刘克峰，张中文，等. 连翘酯苷在雏鸡体内的药动学研究 [C]. 中国畜牧兽医学会兽医药理毒理学分会第十次研讨会论文摘要集，2009.

[5] 赵海焦，徐卫康，贾志华，等. 连翘酯苷脂质体在雏鸡体内的药动学研究 [J]. 中国畜牧兽医，2014，41（2）：153－158.

[6] 王进东，柴秋彦，张立伟. 连翘酯苷在大鼠体内的药代动力学研究 [J]. 世界科学技术－中医药现代化，2008，10（4）：53－56，100.

[7] TIAN JC, LIN LF, LI XC, et al. Forsythiaside stability in pretreated rat plasma and its pharmacokinetics after i. v. administration [J]. Anal Methods, 2015, 7（5）：1809－1815.

［8］王莉莉，陆伟根，陈亭亭，等. 连翘总酯苷对大鼠在体胃肠道吸收的研究［J］. 中成药，2010，32（3）：409－412.

［9］李雪，蒋学华，李芸霞，等. 连翘酯苷在大鼠胃肠的吸收动力学研究［J］. 华西药学杂志，2009，24（4）：369－371.

［10］周伟，狄留庆，毕肖林，等. 在体肠循环法研究连翘酯苷 A 的肠吸收机制［J］. 药学学报，2010，45（11）：1373－1378.

［11］李芸霞，蒋学华，周静. 大鼠在体吸收连翘苷的机理研究［J］. 华西药学杂志，2005，20（5）：387－390.

［12］LI YX，PENG C，YE LH，et al. Investigation on the absorption of phillyrin and forsythiaside in rat digestive tract［J］. Eur J Drug Metab Pharmacokinet，2011，36（2）：79－85.

［13］毕肖林，程锦. 连翘苷在大鼠小肠的吸收特性研究［J］. 中国现代应用药学，2010，27（2）：92－94.

［14］叶良红. 连翘有效成分的提取工艺和药代动力学研究［D］. 成都：成都中医药大学，2013.

［15］许向阳，王玮. 近年中药药动学研究概况［J］. 江苏药学与临床研究，2006，14（3）：170－173.

［16］孙迎娜. 青翘与老翘药效学比较及血清药物化学初步研究［D］. 太原：山西省中医药研究院，2016.

［17］BAI Y，LI J，LIU W，et al. Pharmacokinetic of 5 components after oral administration of fructus forsythiae by HPLC－M/MS and the effects of harvest time and administration times［J］. J Chromatogr B Analyt Technol Biomed Life Sci，2015，993－994（5）：36－46.

［18］周伟. 基于"银翘"药对的中药制剂生物有效性综合评价体系的构建与应用［D］. 南京：南京中医药大学，2014.

［19］田晶辰. 双黄连注射液与阿奇霉素注射液配伍后的药代动力学研究［D］. 北京：北京中医药大学，2015.

［20］李朝霞，倪健，尹兴斌，等. 黄芩苷对连翘苷在家兔体内药动学的影响［J］. 中国实验方剂学杂志，2011，17（4）：196－198.

［21］叶俊晓. 双黄连肺部吸收特性及其肺部毒性的体内外研究［D］. 北京：中国协和医科大学，2009.

[22] WANG GN, PAN RL, LIAO YH, et al. An LC－MS/MS method for determination of forsythiaside in rat plasma and application to a pharmacokinetic study [J]. J Chromatogr B Analyt Technol Biomed Life Sci, 2010, 878 (1)：102－106.

[23] 葛铭，董新荣，郝圣峰. 复方制剂中连翘苷的药物动力学研究 [C]. 纪念中国畜牧兽医学会中兽医学分会成立30周年中国畜牧兽医学会中兽医学分会2009年学术年会、华东区第十九次中兽医科研协作与学术研讨会论文集，2009.

[24] 周雪玲，孔雪姣，袁颖琳，等. 注射用双黄连粉针在大鼠体内的药代动力学分析 [J]. 中国实验方剂学杂志，2013，19 (24)：168－171.

[25] 韩雪冰，田乐，周伟，等. 双黄连口服液黄芩苷、绿原酸、连翘酯苷A体内药代动力学研究 [J]. 南京中医药大学学报，2013，29 (4)：372－375.

[26] 孟祥乐，李红伟，韩永龙，等. 栀子－连翘药对大鼠体内药动学变化特征研究 [J]. 中国新药杂志，2015，24 (17)：2003－2009，2024.

[27] 孙艳涛，王冰，李云兴，等. 金银花－连翘药对中绿原酸和连翘苷在大鼠各组织中的分布研究 [J]. 中国实验方剂学杂志，2012，18 (17)：157－160.

[28] 王希琳，吴晨，魏琴，等. 常用中药及配伍手册 [M]. 赤峰：内蒙古科学技术出版社，2002.

[29] 张登本. 中医学基础 [M]. 北京：中国中医药出版社，2017.

[30] 李伟，王冰，孙艳涛，等. 金银花连翘药对在健康SD大鼠体内各组织中有效成分分布差异 [J]. 辽宁中医药大学学报，2018，20 (7)：58－60.

[31] 赵海焦，徐卫康，贾志华，等. 连翘酯苷脂质体在雏鸡体内的药动学研究 [J]. 中国畜牧兽医，2014，41 (2)：153－158.

[32] 王庚南. 连翘酯苷的吸收及代谢研究 [D]. 北京：中国协和医科大学，2010.

[33] XING SH, PENG Y, WANG MY, et al. In vitro human fecal microbial metabolism of forsythoside A and biological activities of its metabolites [J]. Fitoterapia, 2014, 99：159－165.

［34］刘西哲，生宁，霍好利，等. 大鼠肠内菌转化连翘苷的代谢产物［J］. 中国医药工业杂志，2012，43（6）：455－458.

［35］董珂，吴筱丹，李士敏，等. 肠道菌群对双黄连口服液中连翘苷和芦丁的代谢作用［J］. 黑龙江中医药，2008，37（3）：35－37.

［36］张晓旭. 连翘脂素在肝微粒体中代谢及对大鼠肝CYP3A酶体外抑制作用的研究［D］. 石家庄：河北医科大学，2015.

［37］刘西哲. 基于液质联用技术的连翘体内外代谢研究［D］. 石家庄：河北医科大学，2012.

［38］CHU Y，WANG XY，GUO JH，et al. Pharmacokinetic study of unbound forsythiaside in rat blood and bile by microdialysis coupled with HPLC method［J］. Eur J Drug Metab Pharmacokinet，2012，37（3）：173－177.

第七章　连翘的临床应用

在传统方剂中，连翘的应用十分广泛。在现代剂型的研发中，研究人员将传统方剂配伍理论与现代先进技术相结合，研发出疗效更为显著的连翘制剂，连翘的配伍以及新剂型的研发也成为科研人员的研究热点。因此，我们从单味药和复方配伍疗效的角度，归纳总结连翘的传统和现代临床应用，并结合传统方剂的辨证配伍思维和现代剂型的药理作用，阐述连翘传统应用与现代应用的特点。

第一节　连翘的传统应用

一、外感热病，风热表证

连翘有疏散风热的作用，具有较强的清降之性。临床上常用作辛凉剂治疗风热表证，但大多选择较为温和的辛凉轻剂和辛凉平剂。如《温病条辨》桑菊饮，解表作用较轻，为辛凉轻剂，具有清解表热的特性，可解除机体风热表证。中医常将连翘与银花进行配伍，共挥辛凉散热、芳香疏透之力，如《温病条辨》银翘散，为辛凉平剂，用于治疗外感风热证。

二、温热病

连翘具有清热解毒与疏散上焦风热之功，临床上常随证配伍不同的药物治疗热入卫、气、营、血四个阶段的温热病，如《温热经纬》甘露消毒丹，与黄芩配伍，增强清热解毒之性，主治湿温病气分证；《温病条辨》清营汤，与银花、竹叶配伍，清热解毒、轻清透泄，使营分热邪透出气分，主治热入营分证。

三、痈肿疮毒，咽喉肿痛

连翘清心解毒力强，善于消痈散结，为"疮家圣药"，擅治瘰疬痰核。连翘与金银花具有良好的清热解毒作用，既能透热达表，又能清里热、解疮毒，故常将二者进行配伍治疗痈肿疮毒、咽喉肿痛，如《温病条辨》银翘马勃散，主治湿温喉阻咽痛，属热毒上冲咽喉所致。连翘也常与板蓝根、牛蒡子同用，用于治疗咽喉肿痛，如《东垣试效方》普济消毒饮，可治热毒壅盛、上冲头面咽喉之证。

四、热淋涩痛

连翘具有清心利尿之功，多与利尿通淋药物同用，治疗湿热壅滞所致的小便不利和热淋涩痛，如《温病条辨》薏苡竹叶散，与茯苓、滑石和通草配伍，可祛下焦湿热，如《伤寒证》麻黄连轺赤小豆汤，与梓白皮、赤小豆配伍，具有清热渗湿的功效，用于治疗湿热所致热淋证。

第二节　连翘的现代应用

一、抗病原微生物

连翘中含有连翘酯苷、连翘苷、连翘酚和连翘挥发油等成分，具有抗菌抗病毒作用，可抗大肠杆菌、金黄色葡萄球菌、伤寒沙门菌等[1]，对呼吸道合胞病毒、腺病毒、流感病毒、单纯疱疹病毒等均有抵抗作用[2]。如《疡科心得集》银花解毒汤，常用于治疗湿热毒蕴证（相当于现代医学中的病原微生物感染）。现代临床也将其用于单纯疱疹病毒所致的角膜炎[3]、溶血性链球病毒引起的丹毒。含有连翘的中成药"牛黄上清片"可以抑制金黄色葡萄球菌、枯草杆菌，常用于治疗细菌性扁桃体炎。双黄连注射液可抗冠状病毒，治疗冠状病毒引发的小鼠暴发型肝炎[4]。风热感冒属于急性上呼吸道感染范畴，约90％由病毒感染所致，含有连翘的复方因具有良好的抗病毒作用，被用于治疗风热感冒，例如，抗病毒口服液可治疗呼吸道合胞病毒、腺病毒、流感病毒引起的呼吸道感染[5~6]，柴连口服液可治疗甲、乙型流感病毒引起的上呼吸道感染[7]。二者均可用于治疗外感风热证（相当于现代医学中的热感冒）。

二、镇吐

传统方剂中的柴芍六君子汤和连苏饮可治疗呕吐、恶心或干呕，橘皮竹茹汤可治疗呕吐吞酸，向方剂中加入连翘，可增强各方剂的止呕疗效[8]。现代临床上常将含有连翘的方剂肠胃舒缓汤联合西药用于胃肠炎患者，例如，与奥美拉唑联用，可治疗急性胃肠炎[9]，其中连翘的作用在于可散结以助消滞、清食积所生之热，有助于治疗湿热积滞证（相当于现代医学中的胃肠炎）。

三、保肝

以连翘为主的传统复方具有保肝作用。如《伤寒论》麻黄连轺赤小豆汤，与赤小豆、梓白皮配伍，发挥清泻湿热之功，用于治疗伤寒瘀热在里发黄之证（相当于现代医学中的肝细胞性和阻塞性黄疸病）。连翘也常与茵陈配伍用以治疗肝脏疾病，如《效验秘方精选》麻黄杏仁茵陈连翘汤，具清热解毒、泻火退黄之效，主治湿热兼表发黄、恶寒发热，现属黄疸型肝炎。含有连翘的中成药痰热清注射液可抑制或减轻急、慢性肝损伤时的肝细胞变性坏死及炎症反应，促进黄疸消退[10]，并且对肝硬化合并上呼吸道感染疾病也有良好的治疗效果[11]。

四、利尿

连翘所含的齐墩果酸具有利尿作用。如《伤寒证》麻黄连轺赤小豆汤，常用于治疗湿温证（相当于现代医学中的肾盂肾炎）。清热利湿是治疗肾炎的重要法则。连翘具有清热作用，常与利湿的中药进行配伍，使方剂达到清热利湿的效果，例如真武汤中加入连翘，可增强真武汤利水之效，并可治疗慢性心源性疾病引起的水肿或肾炎水肿。现代临床研究发现，猪苓汤或柴胡四物汤中加入连翘，对急、慢性肾炎水肿，肾盂肾炎水肿等有一定的疗效[12]。其中，含有连翘的中成药三清胶囊可治疗下焦湿热所致急、慢性肾盂肾炎和泌尿系感染引起的小便不利。

第三节　小结

连翘具有疏散风热、清心利尿、清热解毒、消痈散结之效，并常配伍其他药物用以治疗外感风热证、湿热凝滞所致的小便不利、疮痈肿毒、咽喉肿痛。其中，连翘常与疏风解表的药物配伍，增强散风解表之效，以治疗外感风热表证，常见的配伍中药包括金银花、薄荷等。连翘与利水渗湿药物配伍，具有清热利水之效，以治疗下焦湿热导致的热淋证，常见配伍的中药包括茯苓、猪苓、薏苡仁、滑石等。连翘与清热解毒药物配伍，具有清里热、解疮毒之效，以治疗热毒壅盛所致的疮痈肿毒和热毒上冲头面咽喉所致的咽喉肿痛，常见配伍的中药包括板蓝根、黄芩、金银花等。

现代药理学研究发现连翘主要具有解热、抗炎、抗病毒、抗菌、保肝、镇吐、利尿等功效。体内细菌与病毒的侵袭常常伴随着机体发热，部分会导致炎症的发生，例如，风热证常伴随上呼吸道感染。连翘常与金银花、板蓝根、鱼腥草等药物配伍以发挥抗菌、抗病毒的作用，这与传统方剂中连翘配伍清热解毒药物以治疗疮毒和热毒相契合。连翘常与金银花、薄荷配伍治疗风热感冒，这与传统方剂中连翘配伍疏散风热药物以治疗外感风热证相契合。连翘常与茵陈配伍治疗黄疸症，这与传统方剂中连翘配伍利胆退黄药物以治疗伤寒瘀热在里发黄之证相契合。连翘常与猪苓、茯苓配伍治疗肾炎水肿，这与传统方剂中连翘配伍利尿渗湿药物以治疗湿温证相契合。虽然现代方剂与传统方剂在成方的构建上遵循同一个规则，但在传统方剂的基础上，现代方剂具有种类更多、配伍方式更多样的特点，并常根据疾病的不同需求进行药物的加减，例如治疗风热感冒的中成药中除疏散风热的中药外，往往还含有多味清热解毒或清化热痰的中药，以此治疗风热感冒相关的咽喉肿痛、鼻塞流涕等并发症，如小儿感冒口服液、小儿宝泰康颗粒等；治疗风火上攻、热毒所致喉咙肿痛的中成药中除清热解毒的中药外，还常配伍平肝潜阳的中药，以此治疗热毒所致的头晕目眩、面红目赤，如牛黄净脑片。

连翘有效成分直接影响方剂在临床的有效性。近几年的研究表明，连翘的主要成分包括连翘苷和连翘酯苷。但除连翘药用部位（果实）以外，其他部位也包含有效成分。如连翘酯苷在连翘的树皮、叶、花、果实和种子中含量较高，在根、枝、果壳中含量很低，连翘苷在连翘叶中的含量远高于其他部位，甚至包括作为药用的果实部位[13]。由于连翘叶所含化学成分与连翘果实类似[14]，资源丰富，产量受气候条件影响较小，生产成本低，具有较好的应用开发价值，常用作保健茶叶，如芳灵连翘叶茶的临床试验研究发现，其用于治疗慢性咽炎的效果极佳[15]。连翘根中的连翘酯苷含量不及连翘果实和连翘叶，但连翘苷的含量略高于连翘果实[13]。《医学衷中参西录》认为，连翘根发表之力不及连翘，但利水之力则胜于连翘；《本经逢原》对其进行了细致的论述，专下热气，治湿热发黄，如《伤寒论》麻黄连轺赤小豆汤，主治伤寒瘀热在里发黄之证，方中连轺即连翘根，但现代多用连翘果实代替。

基于连翘良好的药理作用，连翘相关新剂型的研发也得到了药学研究者的重视。目前含有连翘的中成药的剂型十分丰富，除了传统的汤剂，还包括丸剂（如双黄连滴丸）、颗粒剂（如小儿解表颗粒）、胶囊剂（如三清胶囊）、片剂（如牛黄化毒片）、口服液（如小儿感冒口服液）、糖浆剂（如感冒止咳糖浆）、注射剂（如止喘灵注射液）、栓剂（如银翘双解栓）。近年来，随着制药业的发展，新技术，包括包合技术、固体分散技术、微囊与微球制备技术、纳米乳与亚微乳制备技术、纳米粒制备技术和脂质体制备技术等，被频繁应用于传统制剂。新技术基于原有制剂进行系列优化，比如将大批有效方药及中药有效部位或有效成分研发成中药新制剂，增强药物的有效性、稳定性和可控性，实现药物的定时、定位、定量传递。

目前对连翘复方新剂型的研究有以下几种：①抗病毒分散片，即抗病毒片的剂改品种，具有遇水能快速崩解，溶解成香甜的溶液，更易为病人接受和服用，且携带使用更为方便等特点[16]。②双黄连粉针剂，建立在双黄连注射液基础上的新型制剂，不仅保持了注射剂见效快等基本特点，还具有药物稳定性好、保质期长等优点[17]。③纳米清胃黄连制剂，具有生物稳定性高、治疗效果显著的特点[18]。④双黄连鼻喷剂，避免了胃肠道消化液对药物的破坏，具有给药剂量小、起效迅速、使用方便的特点[19]。

将连翘有效成分研发成的新剂型有以下几种：①连翘-柴胡油纳米乳制剂，增强连翘油和柴胡油合剂的稳定性，提高生物利用度，延缓其在体内的药物代谢时间，减少辅料用量，降低生产成本[20]。②银翘抗感鼻用凝胶，采用β-环糊精技术对连翘挥发油进行包合，在不影响药效的前提下，减少了连翘挥发油对鼻黏膜的刺激性，还能增加药物在鼻腔滞留时间，并起到缓释作用[21]。③连翘萜烯脂肪乳制剂，与连翘萜烯相比，制备成脂肪乳后的毒性明显小于未制备的毒性[22]。

也有将连翘有效成分与西药相结合的新制剂研究，例如复方阿奇霉素纳米乳制剂，在阿奇霉素中加入适量的连翘挥发油，制成纳米乳制剂后，中西药物联用产生了协同作用，大大提高了阿奇霉素抗菌消炎的效果[23]。

为深度挖掘连翘的临床新用与传统用法，我们综合了连翘的传统方剂与现代常用剂型，并详细整合复方的主要成分，对传统复方的辩证与现代剂型的临床应用进行归纳总结，以期为连翘复方的临床使用做出更为客观的评估。连翘的传统方剂与现代制剂详见附录。

参考文献

[1] 牛新华，邱世翠，邱大琳，等. 连翘体外抑菌作用的研究 ［J］. 时珍国医国药，2002，13（6）：342－343.

[2] 张美玲，李峰，王聪聪，等. 连翘抗病毒作用研究进展 ［J］. 辽宁中医药大学学报，2016，18（10）：130－132.

[3] 高晓宁. 银花解毒汤治疗单纯疱疹病毒性角膜炎的临床疗效 ［J］. 中国医药指南，2018，16（20）：209－210.

[4] 易文龙. 双黄连、鱼腥草、大蒜新素注射液抗鼠冠状病毒 MHV－3 效应的体内外实验研究 ［D］. 武汉：华中科技大学，2006.

[5] 黄兴兰. 抗病毒口服液（Ⅰ）治疗呼吸系统病毒性感染临床疗效观察 ［J］. 药学与临床研究，2010，18（5）：471－473.

[6] 彭燕，潘细贵. 5 种中成药微生物限度检查法的验证 ［J］. 医药导报，2007，26（6）：671－672.

[7] 段泾云，于利森，陈瑞明，等. 柴连口服液药理作用研究 ［J］. 中国实验方剂学杂志，1998，4（3）：22－25.

[8] 聂克. 连翘的镇吐止呕作用 ［J］. 山东中医杂志，2009，28（4）：263－264.

[9] 李睿. 肠胃舒缓汤结合奥美拉唑治疗急性肠胃炎的疗效 ［J］. 深圳中西医结合杂志，28（21）：164－165.

[10] 付万智. 痰热清注射液治疗病毒性肝炎高胆红素血症 30 例 ［J］. 中国中医急症，2010，19（7）：1220－1221.

[11] 杨杰. 痰热清注射液治疗肝硬化合并上呼吸道感染 30 例观察 ［J］. 基层医学论坛，2008，12（5）：184.

[12] 张喜奎. 杜雨茂运用连翘之经验 ［J］. 中国医药学报，1990（1）：

49-51.

[13] 曲欢欢，翟西峰，李白雪，等. 连翘不同部位中连翘酯苷和连翘苷的含量分析 [J]. 药物分析杂志，2008，28（3）：382-385.

[14] 王晓燕，常断玲. 连翘叶和连翘果提取物指纹图谱比较研究 [J]. 齐鲁药事，2011，30（10）：574-575.

[15] 何灵美，崔占义，孙树枝. 芳灵连翘叶茶治疗慢性咽炎60例临床研究 [J]. 世界中西医结合杂志，2013，8（zl）：28-29.

[16] 肖飞，陈桦，李其凤，等. 抗病毒分散片质量标准研究 [J]. 中国药业，2012，21（21）：25-27.

[17] 李东. 影响双黄连粉针冻干晶型的因素 [J]. 长春中医药大学学报，2007，23（5）：36.

[18] 杨孟君. 纳米清胃黄连制剂药物及其制备方法：01102066.0 [P]. 2002-09-04.

[19] 吕长江. 双黄连鼻喷剂的制备及质量控制 [J]. 浙江中西医结合杂志，2006，16（5）：323-324.

[20] 张晓燕. 一种复方连翘-柴胡油纳米乳制剂以及制备方法：201310230521.1 [P]. 2013-09-18.

[21] 付信宝. 银翘抗感鼻用凝胶的研制 [D]. 济南：山东中医药大学，2012.

[22] 岳奇峰. 连翘萜烯脂肪乳研究 [D]. 西安：西北大学，2007.

[23] 欧阳五庆，李梦云，郭建军. 一种复方阿奇霉素纳米乳制剂及其制备方法：201310310669.6 [P]. 2013-11-20.

附　录

附表 1　传统方剂

出处	方剂	主要成分	功用	主治功效
温病条辨	银翘散	连翘、银花、苦桔梗、薄荷、竹叶、生甘草、芥穗、淡豆豉、牛蒡子	辛凉透表，清热解毒	温病初起
温病条辨	桑菊饮	桑叶、菊花、杏仁、连翘、薄荷、苦梗、甘草、苇根	疏风清热，宣肺止咳	风温初起，邪客肺络证
丹溪心法附余	加减防风通圣散	防风、荆芥、连翘、麻黄、薄荷、川芎、当归、芍药、白术、黄芩、桔梗、甘草、乌药、羌活、天麻、僵蚕	疏风解表，泻热通便	风热壅盛，表里俱实证
温病条辨	清营汤	犀角、生地、元参、竹叶心、麦冬、丹参、黄连、银花、连翘（连心用）	清营解毒，透热养阴	热入营分证

出处	方剂	主要成分	功用	主治功效
温热经纬	凉膈散	芒硝、大黄（酒浸）、栀子、连翘、黄芩（酒炒）、薄荷、甘草	泻火通便，清上泄下	上中二焦邪郁生热证
东垣试效方	普济消毒饮	黄芩（酒炒）、黄连（酒炒）、陈皮、甘草、玄参、柴胡、桔梗、连翘、板蓝根、马勃、牛蒡子、薄荷、僵蚕、升麻	清热解毒，疏风散邪	大头瘟
温热经纬	甘露消毒丹	飞滑石、绵茵陈、淡黄芩、石菖蒲、木通、川贝母、射干、连翘、白豆蔻、藿香、薄荷	利湿化浊，清热解毒	湿温时疫，邪在气分，湿热并重证
温病条辨	银翘马勃散	连翘、牛蒡子、银花、射干、马勃	清热利咽	湿温喉阻咽痛
疫疹一得	清瘟败毒饮	生石膏、生地黄、犀角、黄连、栀子、桔梗、黄芩、知母、赤芍、玄参、连翘、竹叶、甘草、丹皮	清热解毒，凉血泻火	瘟疫热毒，气血两燔证
温病条辨	薏苡竹叶散	薏苡、竹叶、飞滑石、白蔻仁、连翘、茯苓块、白通草	辛凉解表，淡渗利湿	湿郁经脉，身热身痛，汗多自利，胸腹白疹，内外合邪
温病条辨	宣痹汤	防己、杏仁、滑石、连翘、山栀、薏苡、半夏（醋炒）、晚蚕沙、赤小豆皮	清化湿热，宣痹通络	湿热痹证
疡科心得集	银花解毒汤	金银花、紫花地丁、犀角、茯苓、连翘、牡丹皮、川连、夏枯草	清热凉血，解毒消肿	主治热毒蕴络、痈疽、疔疮等

出处	方剂	主要成分	功用	主治功效
伤寒论	麻黄连轺赤小豆汤	麻黄（去节）、连翘根、杏仁、赤小豆、大枣、生梓白皮（切）、生姜、甘草（炙）	解表发汗，清热利湿	湿热黄疸，兼有表邪者
兰室秘藏	连翘散坚汤	柴胡、草龙胆（酒洗）、土瓜根（酒制）、黄芩（酒炒）、当归梢、生黄芩、广茂、京三棱（同广茂酒炒）、连翘、芍药、甘草（炙）、黄连（酒炒）、苍术	疏肝理血，燥湿化痰	马刀
医方类聚	连翘托里散	连翘、川大黄、牡蛎、甘草（炙）、山栀子、独活、黄芪、金银花	清热解毒，泻火通便	四十以下壮实之人患疮，大小便不通，肿气曾溢，疼痛不可忍
景岳全书	连翘归尾煎	连翘、归尾、甘草、金银花、红藤	清热解毒，活血消肿	痈毒、丹毒、流注等毒
景岳全书	连翘金贝煎	银花、贝母、蒲公英、夏枯草、红藤、连翘	清热解毒，消肿排脓	阳分痈毒，或在脏腑肺膈胸乳之间者
温热经纬	神犀丹	乌犀角尖、石菖蒲、黄芩、真怀生地、银花、粪清、连翘、板蓝根、元参、香豉、花粉、紫草	清热开窍，凉血解毒	温热暑疫，邪入营血证

出处	方剂	主要成分	功用	主治功效
丹溪心法	保和丸	山楂、神曲、半夏、茯苓、陈皮、连翘、萝卜子	消食和胃	食积停滞，消化不良，口黏、脘痞，嗳气恶食，便通不爽，舌苔黏黄，脉滑有力
温病条辨	新加香薷饮	香薷、银花、鲜扁豆花、厚朴、连翘	祛暑解表，清热化湿	暑温夹湿，复感外寒证

附表2　现代制剂

出处	方剂	主要成分	临床应用
卫生部药品标准中药成方制剂	化毒丹	地黄、芒硝、玄参、桔梗、甘草、金银花、青黛、黄连、连翘、龙胆、牛蒡子（炒）、水牛角浓缩粉、赤芍	小儿热毒实火，口舌生疮，牙根出血，颈颊赤肿，周身常生疮疖，疹后余毒不净
卫生部药品标准中药成方制剂	小儿清解冲剂	金银花、连翘、地骨皮、青黛（包煎）、白薇、地黄、广藿香、石膏	小儿外感风热或时疫感冒引起的高烧不退，汗出热不解，烦躁口渴，咽喉肿痛，肢酸体倦
卫生部药品标准中药成方制剂	儿感退热宁口服液	青蒿、板蓝根、菊花、苦杏仁、桔梗、连翘、薄荷、甘草	小儿外感风热，内郁化火，发烧头痛，咳嗽，咽喉肿痛

出处	方剂	主要成分	临床应用
国家中成药汇编标准	宁泌泰胶囊	四季红、白茅根、大风藤、三颗针、仙鹤草、芙蓉叶、连翘	小便不利，淋漓涩痛，尿血，以及下尿路感染、慢性前列腺炎
国家中成药汇编标准	三清胶囊	猪苓、茯苓、泽泻、白术、金银花、连翘、白茅根、地黄、枸杞子、续断、藕节（炒炭）、桑白皮、车前子、陈皮、大腹皮	下焦湿热所致急、慢性肾盂肾炎，泌尿系感染引起的小便不利，恶寒发热，尿频、尿急，少腹痛疼等
中国药典2020年版	小儿肺热咳喘口服液	麻黄、苦杏仁、石膏、甘草、金银花、连翘、知母、黄芩、板蓝根、麦冬、鱼腥草	热邪犯于肺卫所致发热、汗出、微恶风寒、咳嗽、痰黄，或兼喘息、口干而渴
中国药典2020年版	小儿宝泰康颗粒	连翘、地黄、滇柴胡、玄参、桑叶、浙贝母、蒲公英、南板蓝根、滇紫草、桔梗、莱菔子、甘草	小儿风热外感，症见发热、流涕、咳嗽、脉浮
中国药典2020年版	小儿退热合剂	大青叶、金银花、栀子、黄芩、地龙、柴胡、板蓝根、连翘、牡丹皮、淡竹叶、重楼、白薇	小儿外感风热所致的感冒，症见发热恶风、头痛目赤、咽喉肿痛，上呼吸道感染见上述证候者
中国药典2020年版	小儿热速清口服液	柴胡、板蓝根、金银花、连翘、黄芩、葛根、水牛角、大黄	小儿外感风热所致的感冒，症见高热、头痛、咽喉肿痛、鼻塞流涕、咳嗽、大便干结

出处	方剂	主要成分	临床应用
中国药典 2020 年版	小儿消积止咳口服液	炒山楂、枳实、瓜蒌、炒葶苈子、连翘、槟榔、蜜枇杷叶、炒莱菔子、桔梗、蝉蜕	小儿饮食积滞、痰热蕴肺所致的咳嗽、夜间加重、喉间痰鸣、腹胀、口臭
中国药典 2020 年版	小儿豉翘清热颗粒	连翘、淡豆豉、薄荷、荆芥、炒栀子、大黄、青蒿、赤芍、槟榔、厚朴、黄芩、半夏、柴胡、甘草	小儿风热感冒夹滞证，症见发热咳嗽，鼻塞流涕，咽红肿痛，纳呆口渴，脘腹胀满，便秘或大便酸臭，溲黄
中国药典 2020 年版	小儿感冒口服液	广藿香、菊花、连翘、大青叶、板蓝根、地黄、地骨皮、白薇、薄荷、石膏	小儿外感风热所致发热重、微恶风寒、头痛、有汗或少汗、咽红肿痛、口渴、舌尖红、苔薄黄而干、脉浮数
中国药典 2020 年版	小儿感冒宁糖浆	薄荷、苦杏仁、黄芩、前胡、炒栀子、六神曲（焦）、芦根、荆芥穗、牛蒡子、桔梗、白芷、焦山楂、焦麦芽、金银花、连翘	小儿外感风热所致的感冒，症见发热、汗出不爽、鼻塞流涕、咳嗽咽痛
中国药典 2020 年版	小儿解表颗粒	金银花、连翘、炒牛蒡子、蒲公英、黄芩、防风、紫苏叶、荆芥穗、葛根、人工牛黄	小儿外感风热所致的感冒，症见发热恶风、头痛咳嗽、鼻塞流涕、咽喉痛痒
中国药典 2020 年版	五福化毒丸	水牛角浓缩粉、连翘、黄连、玄参、桔梗、赤芍、青黛、炒牛蒡子、地黄、芒硝、甘草	血热毒盛，小儿疮疖，痱毒，咽喉肿痛，口舌生疮，牙龈出血，疖腮

出处	方剂	主要成分	临床应用
中国药典2020年版	止喘灵注射液	麻黄、洋金花、苦杏仁、连翘	痰浊阻肺、肺失宣降所致的哮喘、咳嗽、胸闷、痰多；支气管哮喘、喘息性支气管炎见上述证候者
中国药典2020年版	少林风湿跌打膏	生川乌、乌药、白芷、土鳖虫、三棱、当归、肉桂、连翘、乳香（炒）、三七、薄荷脑、生草乌、白及、白蔹、木瓜、莪术、赤芍、大黄、血竭、没药（炒）、儿茶、水杨酸甲酯、冰片	跌打损伤、风湿痹病，症见伤处瘀肿疼痛、腰肢酸麻
中国药典2020年版	牛黄上清片	人工牛黄、菊花、白芷、栀子、黄柏、大黄、赤芍、地黄、甘草、冰片、薄荷、荆芥穗、川芎、黄连、黄芩、连翘、当归、桔梗、石膏	热毒内盛、风火上攻所致的头痛眩晕、目赤耳鸣、咽喉肿痛、口舌生疮、牙龈肿痛、大便燥结
中国药典2020年版	牛黄化毒片	制天南星、金银花、甘草、没药、连翘、白芷、乳香、人工牛黄	疮疡、乳痈红肿疼痛
中国药典2020年版	牛黄至宝丸	连翘、大黄、石膏、陈皮、广藿香、冰片、栀子、芒硝、青蒿、木香、人工牛黄、雄黄	胃肠积热所致的头痛眩晕、目赤耳鸣、口燥咽干、大便燥结

出处	方剂	主要成分	临床应用
中国药典2020年版	牛黄净脑片	人工牛黄、连翘、黄连、蒲公英、朱砂、煅磁石、猪胆膏、雄黄、天花粉、地黄、玄参、大黄、甘草、金银花、黄芩、石膏、珍珠、煅石决明、赭石、冰片、麦冬、葛根、板蓝根、栀子、郁金	热盛所致的神昏狂躁、头目眩晕、咽喉肿痛等症，小儿内热、惊风抽搐等
中国药典2020年版	乳癖消片	鹿角、蒲公英、昆布、天花粉、鸡血藤、三七、赤芍、海藻、漏芦、木香、玄参、牡丹皮、夏枯草、连翘、红花	痰热互结所致的乳癖、乳痈，症见乳房结节、数目不等、大小形态不一、质地柔软，或产后乳房结块、红热疼痛，乳腺增生、乳腺炎早期见上述证候者
中国药典2020年版	注射用双黄连（冻干）	连翘、金银花、黄芩	外感风热所致的发热、咳嗽、咽痛，上呼吸道感染、轻型肺炎、扁桃体炎见上述证候者
中国药典2020年版	栀芩清热合剂	栀子、黄芩、连翘、淡竹叶、甘草、薄荷油	三焦热毒炽盛，发热头痛，口渴，尿赤

出处	方剂	主要成分	临床应用
中国药典 2020年版	复方牛黄清胃丸	大黄、炒牵牛子、栀子（姜炙）、石膏、芒硝、黄芩、黄连、连翘、炒山楂、陈皮、姜厚朴、枳实、香附、猪牙皂、荆芥穗、薄荷、防风、菊花、白芷、桔梗、玄参、甘草、人工牛黄、冰片	胃肠实热所致的口舌生疮、牙龈肿痛、咽膈不利、大便秘结、小便短赤
中国药典 2020年版	复方芩兰口服液	金银花、黄芩、连翘、板蓝根	外感风热引起的发热、咳嗽、咽痛
中国药典 2020年版	复方金黄连颗粒	连翘、蒲公英、黄芩、金银花、板蓝根	风热感冒，症见发热、恶风、头痛、鼻塞、流浊涕、咳嗽、咽痛
中国药典 2020年版	复方鱼腥草片	鱼腥草、黄芩、板蓝根、连翘、金银花	外感风热所致的急喉痹、急乳蛾，症见咽部红肿、咽痛。急性咽炎、急性扁桃体炎见上述证候者
中国药典 2020年版	复方黄柏液涂剂	连翘、黄柏、金银花、蒲公英、蜈蚣	疮疡溃烂后，伤口感染，属阳证者
中国药典 2020年版	柴连口服液	麻黄、柴胡、广藿香、肉桂、连翘、桔梗	感冒风寒挟湿证，症见恶寒发热、头痛鼻塞、咳嗽、咽干、脘闷、恶心
中国药典 2020年版	柴银口服液	柴胡、金银花、黄芩、葛根、荆芥、青蒿、连翘、桔梗、苦杏仁、薄荷、鱼腥草	上呼吸道感染外感风热证，症见发热恶风、头痛、咽痛、汗出、鼻塞流涕、咳嗽、舌边尖红、苔薄黄

出处	方剂	主要成分	临床应用
中国药典2020年版	健脑补肾丸	红参、鹿茸、狗鞭、肉桂、金牛草、炒牛蒡子、金樱子、杜仲炭、川牛膝、金银花、连翘、蝉蜕、山药、制远志、炒酸枣仁、砂仁、当归、龙骨（煅）、煅牡蛎、茯苓、炒白术、桂枝、甘草、豆蔻、酒白芍	脾肾两虚所致的健忘、失眠、头晕目眩、耳鸣、心悸、腰膝酸软、遗精、神经衰弱和性功能障碍
中国药典2020年版	狼疮丸	金银花、蒲公英、地黄、甘草、赤芍、丹参、炒桃仁、蝉蜕、连翘、黄连、大黄（酒炒）、蜈蚣（去头尾足）、当归、玄参、红花、浙贝母	热毒壅滞、气滞血瘀所致的系统性红斑狼疮
中国药典2020年版	牛黄清感胶囊	黄芩、金银花、连翘、人工牛黄、珍珠母	外感风热、内郁化火所致的感冒发热、咳嗽、咽痛
中国药典2020年版	风痛安胶囊	防己、桂枝、石膏、木瓜、忍冬藤、滑石粉、通草、姜黄、薏苡仁、海桐皮、黄柏、连翘	湿热阻络所致的痹病，症见关节红肿热痛、肌肉酸楚；风湿性关节炎见上述证候者
中国药典2020年版	双黄连口服液	金银花、黄芩、连翘	外感风热所致的感冒，症见发热、咳嗽、咽痛
中国药典2020年版	鼻炎片	苍耳子、防风、野菊花、桔梗、知母、甘草、麻黄、辛夷、连翘、五味子、白芷、荆芥、黄柏、细辛	急、慢性鼻炎风热蕴肺证，症见鼻塞、流涕、发热、头痛

出处	方剂	主要成分	临床应用
中国药典 2020 年版	感冒舒颗粒	大青叶、连翘、荆芥、防风、薄荷、牛蒡子、桔梗、白芷、甘草	风热感冒，头痛体困，发热恶寒，鼻塞流涕，咳嗽咽痛
中国药典 2020 年版	感冒止咳糖浆	柴胡、山银花、葛根、青蒿、连翘、黄芩、桔梗、苦杏仁、薄荷脑	外感风热所致的感冒，症见发热恶风、头痛鼻塞、咽喉肿痛、咳嗽、周身不适
中国药典 2020 年版	湿热痹片	苍术、忍冬藤、地龙、黄柏、防风、防己、粉草薢、连翘、薏苡仁、威灵仙、川牛膝、桑枝	湿热痹阻证，症见肌肉或关节红肿热痛，有沉重感，步履艰难，发热，口渴不欲饮，小便短赤
中国药典 2020 年版	喉疾灵胶囊	人工牛黄、诃子肉、猪牙皂、天花粉、广东土牛膝、山豆根、板蓝根、桔梗、连翘、珍珠层粉、冰片、了哥王	热毒内蕴所致的两腮肿痛、咽部红肿、咽痛，腮腺炎、扁桃体炎、急性咽炎、慢性咽炎急性发作及一般喉痛见上述证候者
中国药典 2020 年版	维 C 银翘片	山银花、荆芥、淡竹叶、芦根、甘草、连翘、淡豆豉、牛蒡子、桔梗、马来酸氯苯那敏、对乙酰氨基酚、维生素 C、薄荷素油	外感风热所致的流行性感冒，症见发热、头痛、咳嗽、口干、咽喉疼痛
中国药典 2020 年版	清瘟解毒丸	大青叶、玄参、桔梗、羌活、葛根、黄芩、川芎、甘草、连翘、天花粉、炒牛蒡子、防风、柴胡、白芷、赤芍、淡竹叶	外感时疫，憎寒壮热，头痛无汗，口渴咽干，痄腮，大头瘟

出处	方剂	主要成分	临床应用
中国药典2020年版	清膈丸	金银花、连翘、玄参、射干、山豆根、黄连、熟大黄、龙胆、石膏、玄明粉、桔梗、麦冬、薄荷、地黄、硼砂、甘草、人工牛黄、冰片、水牛角浓缩粉	内蕴毒热引起的口渴咽干、咽喉肿痛、水浆难下、声哑失音、面赤腮肿、大便燥结
中国药典2020年版	清喉咽合剂	地黄、玄参、黄芩、麦冬、连翘	阴虚燥热、火毒内蕴所致的咽部肿痛、咽干少津、咽部白腐有苔膜、喉核肿大，局限性咽白喉、轻度中毒型白喉、急性扁桃体炎、咽峡炎见上述证候者
中国药典2020年版	清咽利膈丸	射干、栀子、熟大黄、薄荷、玄参、防风、甘草、连翘、黄芩、炒牛蒡子、天花粉、荆芥穗、桔梗	外感风邪、脏腑积热所致的咽部红肿、咽痛、面红腮肿、痰涎壅盛、胸膈不利、口苦舌干、大便秘结、小便黄赤
中国药典2020年版	清胃黄连片	黄连、桔梗、知母、地黄、天花粉、栀子、黄芩、石膏、甘草、玄参、牡丹皮、连翘、黄柏、赤芍	肺胃火盛所致的口舌生疮，齿龈、咽喉肿痛
中国药典2020年版	羚羊感冒片	羚羊角、牛蒡子、淡豆豉、金银花、荆芥、连翘、淡竹叶、桔梗、薄荷素油、甘草	流行性感冒，症见发热恶风、头痛头晕、咳嗽、胸闷、咽喉肿痛

出处	方剂	主要成分	临床应用
中国药典 2020年版	银翘解毒颗粒	金银花、薄荷、淡豆豉、桔梗、甘草、连翘、荆芥、牛蒡子（炒）、淡竹叶	风热感冒，症见发热头痛、咳嗽口干、咽喉疼痛
中国药典 2020年版	银翘伤风胶囊	山银花、连翘、牛蒡子、桔梗、芦根、薄荷、淡豆豉、甘草、淡竹叶、荆芥、人工牛黄	外感风热，温病初起，发热恶寒，局热口渴，头痛目赤，咽喉肿痛
中国药典 2020年版	银翘双解栓	连翘、金银花、黄芩、丁香叶	外感风热、肺热内盛所致的发热、微恶风寒、咽喉肿痛、咳嗽、痰白或黄、口干微渴、舌红苔白或黄、脉浮数或滑数，上呼吸道感染、扁桃体炎、急性支气管炎见上述证候者
中国药典 2020年版	黄连上清颗粒	黄连、连翘、防风、白芷、菊花、酒大黄、桔梗、石膏、甘草、栀子（姜制）、炒蔓荆子、荆芥穗、黄芩、薄荷、黄柏（酒炙）、川芎、旋覆花	风热上攻、肺胃热盛所致的头晕目眩、暴发火眼、牙齿疼痛、口舌生疮、咽喉肿痛、耳痛耳鸣、大便秘结、小便短赤

续表

出处	方剂	主要成分	临床应用
中国药典2020年版	黄氏响声丸	薄荷、连翘、胖大海、川芎、桔梗、甘草、浙贝母、蝉蜕、酒大黄、儿茶、诃子肉、薄荷脑	风热外束、痰热内盛所致的急、慢性喉瘖,症见声音嘶哑、咽喉肿痛、咽干灼热、咽中有痰、寒热头痛、便秘尿赤;急慢性喉炎及声带小结、声带息肉初起见上述证候者
中国药典2020年版	桑菊感冒合剂	桑叶、连翘、苦杏仁、甘草、菊花、薄荷、桔梗、芦根	风热感冒初起,头痛,咳嗽,口干,咽痛
中国药典2020年版	甘露消毒丸	滑石、茵陈、石菖蒲、木通、射干、豆蔻、连翘、黄芩、川贝母、藿香、薄荷	暑湿蕴结,身热肢痠,胸闷腹胀,尿赤黄疸
中国药典2020年版	芎菊上清丸	川芎、菊花、黄芩、栀子、炒蔓荆子、黄连、薄荷、连翘、荆芥穗、羌活、藁本、桔梗、防风、甘草、白芷	外感风邪引起的恶风身热、偏正头痛、鼻流清涕、牙疼喉痛

出处	方剂	主要成分	临床应用
中国药典 2020年版	醒脑再造 胶囊	黄芪、石菖蒲、三七、当归、粉防己、炒桃仁、天麻、炒槐花、胆南星、玄参、连翘、川芎、全蝎（去钩）、决明子、制白附子、木香、猪牙皂、淫羊藿、红参、地龙、红花、赤芍、石决明、仙鹤草、炒白术、葛根、黄连、泽泻、枸杞子、制何首乌、沉香、细辛、炒僵蚕、冰片、珍珠（豆腐制）、大黄	风痰闭阻清窍所致的神志不清、言语謇涩、口角流涎、筋骨瘈痛、手足拘挛、半身不遂，脑血栓恢复期及后遗症见上述证候者
中国药典 2020年版	清热 解毒片	生石膏、玄参、连翘、甜地丁、龙胆、知母、金银花、地黄、栀子、黄芩、板蓝根、麦冬	热毒壅盛所致的发热面赤、烦躁口渴、咽喉肿痛，流感、上呼吸道感染见上述证候者
中国药典 2020年版	清热 灵颗粒	黄芩、大青叶、连翘、甘草	感冒热邪壅肺证，症见发热、咽喉肿痛
中国药典 2020年版	银翘散	金银花、连翘、桔梗、薄荷、淡豆豉、淡竹叶、牛蒡子、荆芥、芦根、甘草	外感风寒，发热头痛，口干咳嗽，咽喉疼痛，小便短赤
中国药典 2020年版	银屑灵膏	苦参、甘草、白鲜皮、防风、土茯苓、蝉蜕、黄柏、地黄、山银花、赤芍、连翘、当归	湿热蕴肤、郁滞不通所致的白疕，症见皮损呈红斑湿润，偶有浅表小脓疱，多发于四肢屈侧部位。银屑病见上述证候者

出处	方剂	主要成分	临床应用
中国药典2020年版	抗病毒口服液	板蓝根、石膏、芦根、地黄、郁金、知母、石菖蒲、广藿香、连翘	风热感冒，温病发热及上呼吸道感染，流感，腮腺炎病毒感染疾患
国家中成药标准汇编	小儿清毒糖浆	石膏、金银花、玄参、连翘、黄芩、苦地丁、地黄、板蓝根、栀子、龙胆、知母、麦冬	儿童感冒发热等症
国家中成药标准汇编	小儿清热化痰栓	人工牛黄、黄芩苷、平贝母、连翘、甘草、青礞石、竹叶、忍冬藤、水牛角、大黄、石膏	痰热内盛、肺气下降引起的咳嗽喘息、痰黄稠黏、便秘溲赤、高热惊抽等
国家中成药标准汇编	小儿夜啼颗粒	小槐花、布渣叶、山楂叶、连翘、金银花、菊花、淡竹叶、灯心草、蝉蜕、钩藤、甘草	脾胃不和、食积化热所致小儿夜啼证。症见乳食少思，见食不贪或拒食，腹胀，时哭闹，烦躁不安，夜睡惊跳，舌质红，苔薄黄，脉滑数
国家中成药标准汇编	乳癖安消胶囊	益母草、鸡血藤、三叉苦、连翘、功劳木、土茯苓	气滞血瘀所致乳癖，乳腺小叶增生、卵巢囊肿、子宫肌瘤见上述证候者
国家中成药标准汇编	牛黄清脑开窍丸	人工牛黄、胆汁膏、连翘、栀子、黄连、黄芩、金银花、石菖蒲、郁金、山羊角、全蝎、冰片等	温病高热，气血两燔，症见高热神昏、惊厥谵语

出处	方剂	主要成分	临床应用
国家中成药标准汇编	醒脑安神片	连翘、大黄、黄连、石膏、石决明（煅）、雄黄、赭石、磁石（煅）、金银花、天花粉、甘草、葛根、胆膏、玄参、栀子、麦冬、黄芩、郁金、板蓝根、地黄、蒲公英、人工牛黄、珍珠、朱砂、冰片	头身高热、头昏脑晕、言语狂燥、舌干眼花、咽喉肿痛，以及小儿内热惊风抽搐；对高血压、神经官能症、神经性头痛、失眠等皆有清脑镇静的作用
国家中成药标准汇编	参贝止咳颗粒	北沙参、浙贝母、前胡、苦杏仁、款冬花、法半夏、百部、荆芥、重楼、连翘、陈皮、甘草	急性支气管炎及慢性单纯型支气管炎急性发作之咳嗽
国家中成药标准汇编	伤风止咳糖浆	鱼腥草、桔梗、苦杏仁、菊花、桑叶、荆芥、薄荷、芦根、甘草、连翘、紫苏叶	感冒引起的头痛、发热、流涕、咳嗽等症
国家中成药标准汇编	复方止咳胶囊	桔梗、陈皮、百部、黄芩、连翘、远志、桑白皮、甘草	急、慢性支气管炎
国家中成药标准汇编	咳喘清片	麻黄（炙）、满山红、连翘、千里光、附子（制）、灵芝、苍术（炒）	慢性支气管炎
国家中成药标准汇编	上清片	菊花、薄荷、川芎、白芷、荆芥、防风、桔梗、连翘、栀子、黄芩（酒炒）、大黄（酒炒）、黄柏（酒炒）	头晕耳鸣，目赤，鼻窦炎，口舌生疮，牙龈肿痛，大便秘结

出处	方剂	主要成分	临床应用
国家中成药标准汇编	清便丸	大黄、薄荷、连翘、陈皮、青盐、石斛、猪苓、川草薢、茯苓、玄参、当归、地黄、牡丹皮、地骨皮、薏苡仁、车前子、黄柏、知母、侧柏叶、川木通、甘草、鲜藕、甘蔗、鲜韭菜、蜂蜜	湿热蕴结，小便赤热，腑热便秘，目赤牙痛
国家中成药标准汇编	山楂内金胶囊	山楂、藏菖蒲、荠菜、鸡矢藤、连翘、枇杷叶、蝉蜕、鸡内金	食积内停所致小儿疳积，食欲不振，脘腹胀痛，消化不良，大便失调
国家中成药标准汇编	三黄清解片	黄连、黄芩、黄柏、金银花、连翘	风温热病所致发热咳喘、口疮咽肿、热淋泻痢等症